O Poder
da Mente

O Poder da Mente

Em busca da transcendência e da cura emocional

Sunita Pattani

Tradução
Henrique Guerra

goya

O PODER DA MENTE

TÍTULO ORIGINAL:
The Transcendent Mind

COPIDESQUE:
Tânia Rejane A. Gonçalves

REVISÃO:
Ana Luiza Candido
Entrelinhas Editorial

CAPA:
Giovanna Cianelli

MONTAGEM DE CAPA:
Pedro Fracchetta

PROJETO GRÁFICO E DIAGRAMAÇÃO:
Natalia Bae

DIREÇÃO EXECUTIVA:
Betty Fromer

DIREÇÃO EDITORIAL:
Adriano Fromer Piazzi

PUBLISHER:
Luara França

COMUNICAÇÃO:
Giovanna de Lima Cunha
Júlia Forbes
Maria Clara Villas

FINANCEIRO:
Helena Telesca

EDITORIAL:
Andréa Bergamaschi
Caíque Gomes
Débora Dutra Vieira
Juliana Brandt
Luiza Araujo
Tiago Lyra
Daniel Lameira*
Renato Ritto*

COMERCIAL:
Giovani das Graças
Gustavo Mendonça
Lidiana Pessoa
Roberta Saraiva

*Equipe original à época do lançamento.

DADOS INTERNACIONAIS DE CATALOGAÇÃO NA PUBLICAÇÃO (CIP)
(VAGNER RODOLFO DA SILVA - CRB-8/9410)

P315p   Pattani, Sunita
O poder da mente: em busca da transcendência e da cura emocional / Sunita Pattani ; traduzido por Henrique Guerra. - São Paulo : Goya, 2020.
256 p. ; 14 cm x 21 cm.

Tradução de: The transcendent mind
ISBN: 978-85-7657-487-3

1. Psicoterapia. 2. Mente. 3. Transcendência. I. Guerra, Henrique. II. Título.

2020-104   CDD 155.93
                                        CDU 159.942

ÍNDICE PARA CATÁLOGO SISTEMÁTICO:
1. Psicoterapia 155.93
2. Psicoterapia 159.942

COPYRIGHT © EDITORA ALEPH, 2020
COPYRIGHT © SUNITA PATTANI, 2015
(EDIÇÃO EM LÍNGUA PORTUGUESA PARA O BRASIL)

TODOS OS DIREITOS RESERVADOS. PROIBIDA A REPRODUÇÃO, NO TODO OU EM PARTE, ATRAVÉS DE QUAISQUER MEIOS SEM A DEVIDA AUTORIZAÇÃO.

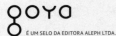

É UM SELO DA EDITORA ALEPH LTDA.
Rua Tabapuã, 81, cj. 134
04533-010 – São Paulo – SP – Brasil
Tel.: [55 11] 3743-3202
www.editoraaleph.com.br

IMPORTANTE

Este livro não se destina a ser um substituto ao aconselhamento médico. A intenção deste livro é fornecer informações gerais em relação ao assunto abordado. Se for necessário aconselhamento médico ou qualquer outro aconselhamento especializado, devem ser procurados os serviços de um profissional médico adequado.

Esta obra é dedicada aos meus irmãos
Aman e Munraj

Toda a matéria se origina e existe apenas em virtude de uma força... e por trás desta força devemos supor a existência de uma mente consciente e inteligente. Esta mente é a matriz de toda a matéria.

Max Planck, físico

Sumário

Prefácio de Amit Goswami 11
Prólogo 19
Introdução 21
A mente transcendente 25

PARTE UM
As experiências da mente transcendente

Capítulo 1 – A mente transcendente infinita 41
Capítulo 2 – A mente transcendente interconectada 79

PARTE DOIS
Cura terapêutica transcendente

Capítulo 3 – O processo de cura transcendente 107
Capítulo 4 – A mente transcendente e as
　　　　　　　dicotomias internas 119
Capítulo 5 – O eu individual 131
Capítulo 6 – O processo de cura 155
Capítulo 7 – Ferramentas para a cura 171
Capítulo 8 – O papel da nutrição 221

Conclusão 243

Notas 247

Prefácio de Amit Goswami

O livro que você está segurando nas mãos, *O poder da mente*, com o subtítulo "Em busca da transcendência e da cura emocional", cumpre o que promete. Em resumo, a obra mostra como aplicar o que a autora Sunita Pattani chama de "mente transcendente" para que você consiga realizar a cura profunda de suas feridas emocionais mais intensamente do que qualquer psicoterapia convencional. E, ao fazer isso, a autora concretiza, sem a ajuda dos físicos quânticos, uma introdução muito eficaz para o que eu chamaria, sem vacilar, de "psicoterapia quântica".

Deixe-me explicar. A palavra "transcendente" é utilizada na tradição espiritual esotérica, também chamada de misticismo, para representar um domínio da realidade situado além do espaço e do tempo e, mesmo assim, capaz de influenciar os fatos dentro do espaço e do tempo. Quantos mistérios! Como definir a expressão "além" do espaço e do tempo? Será que podemos ir até lá e verificar a sua existência? As religiões, que popularizam os ensinamentos espirituais esotéricos, complicam a situação dando nomes como "céu" a esse reino transcendente, sugerindo à mente popular que é algum tipo de lugar onde reina a perfeição!

A autora introduz o domínio da transcendência por meio de dados empíricos sobre fenômenos paranormais e experiências de quase morte (EQM). Leia os relatos; são muito convincentes. Mas a verdade é que, ao longo de um século, a física quântica vem nos fornecendo uma ciência irrefutável – não só a teoria como os dados experimentais – para essa investigação. E como é que você ainda não tinha ouvido falar nisso? Bem, a maioria dos físicos guarda a sete chaves esse segredo, lançando mão de sofismas caprichados, tão bons quanto os da Grécia antiga. Só de uns tempos para cá, nas últimas duas décadas, a verdade sobre a transcendência aos poucos está sendo revelada, principalmente graças a *best-sellers* e à internet.

A primeira pista veio quando o extraordinário Niels Bohr descobriu o salto quântico: ao saltar de uma órbita atômica para outra, o elétron não atravessa o espaço intermediário; na verdade, faz isso de modo descontínuo. Esse salto descontínuo foi cunhado por Bohr como "salto quântico". Mas a nossa mente obcecada por continuidade indaga: por onde é que o elétron passa no entremeio?

Se você assistir à série de televisão *Star Trek*, em qualquer uma de suas múltiplas gerações, quando a *Enterprise* sai do espaço-tempo comum e dá o salto hiperespacial, a nave percorre o hiperespaço em uma velocidade superior à da luz; mas isso é ficção. A verdade é mais estranha do que a ficção. O salto quântico é instantâneo; seja lá para onde o elétron for, seja lá de qual maneira, ele precisa viajar em velocidade infinita.

A descoberta de Bohr foi registrada por volta de 1913; doze anos mais tarde, aconteceu a descoberta da física quântica propriamente dita, com verificação experimental em 1926.

Prefácio de Amit Goswami

E, então, o mundo quase veio abaixo. Por quê? Porque a física quântica teoriza inequivocadamente que todos os objetos são ondas de possibilidades; tornam-se partículas de realidade manifestada quando o experimentador as analisa. Onde as ondas residem? No domínio da potencialidade, "além" do espaço e do tempo? Só essa explicação dá sentido a todos os dados experimentais que corroboram a física quântica, dentre os quais os do célebre experimento da fenda dupla.

Como se os físicos sensatos precisassem de mais confirmação sobre a transcendência, a confirmação decisiva veio em um experimento em 1982, em Paris, por um grupo de físicos liderados por Alain Aspect. O experimento de Aspect comprovou que, sem sombra de dúvida, a velocidade de comunicação no domínio da potencialidade é realmente infinita. Em outras palavras, a comunicação é instantânea. Isso só pode ser verdadeiro se nenhum sinal for necessário para a comunicação, porque sabemos, pela teoria da relatividade de Einstein, que todos os sinais devem viajar na velocidade da luz ou menos.

No jargão quântico, chamamos esse domínio de comunicação sem sinal de não local. Em meus próprios estudos (relatados na obra *O universo autoconsciente**), usei a denominada teoria da medição quântica para mostrar que esse domínio da potencialidade – que os antigos chamavam de "transcendente" e que a física quântica chama de "não local" – é a própria consciência. Sim, a nossa consciência – a sua e a minha – no estado mais profundo e incomum. Pense nisso – ao comunicar-se consigo mesmo, você não precisa de um

---

* Goswami, Amit. *O universo autoconsciente*. São Paulo: Goya, 2015. [N. de E.]

sinal, não é? Pois esse domínio transcendente da potencialidade deve ser uma entidade indivisa – a consciência e suas possibilidades. A consciência é o terreno em que existem possibilidades para todos os seres manifestos – as nossas experiências. Essa consciência é tão fora do comum que está inconsciente em nós, de acordo com a teoria da medição quântica.

A autora chama esse domínio transcendente de nossa consciência de "mente transcendente", aproveitando o antigo termo de algumas tradições espirituais. Não importa qual nome você queira dar à rosa.

Para aplicar na psicologia o conceito de "mente transcendente", "consciência quântica não local" ou "inconsciente quântico" – seja lá como você queira chamar –, a autora vai além e, implicitamente, supõe que todas as nossas experiências vêm do inconsciente, incluindo aquelas que refletem a ferida emocional causada por traumas. Perceba que a emoção é a soma de pensamento e sentimento.

É claro que "inconsciente" é um termo familiar em psicologia; é a grande descoberta de Sigmund Freud, que teorizou, no final do século 19, que o inconsciente (pessoal) é o recipiente de todos os traumas suprimidos e reprimidos de nossa infância e de nossa vida posterior. As erupções desses materiais inconscientes nos provocam as neuroses.

A teoria da psicanálise de Freud sugere que, se, por meio da análise, tornarmos consciente o inconsciente, alcançaremos a cura. Porém, esse conceito tem sido aplicado há mais de um século sem que tenha resultado em muitas curas bem-sucedidas. E aqui a autora dá um salto quântico. Precisamos ir adiante – a psicanálise é somente uma parte da preparação para um processo. Esse processo é projetado para

Prefácio de Amit Goswami

acessar o inconsciente quântico. Nesse ponto, a autora mostra seu domínio da ciência quântica e teoriza, com precisão: a mente cria o trauma emocional ao imprimir significado a um sentimento, mas a chave para a cura não está na mente que imprime significados. Em vez disso, a cura está em um recurso superior que nós temos, chamado por Sri Aurobindo de supramental; as percepções criativas e as intuições vêm desse recurso. As percepções criativas e as intuições são possibilidades quânticas nunca antes manifestadas, nunca antes experimentadas. Em outras palavras, elas não fazem parte do inconsciente freudiano. Você não consegue acessá-las por meio da psicanálise. Precisa seguir o processo descrito pela autora, descoberto com base em dados empíricos das terapias bem-sucedidas que ela realizou com os pacientes dela.

Para mim, o mais extraordinário é que o processo que a autora descobriu de modo empírico é incrivelmente parecido com o processo criativo apregoado por pesquisadores de criatividade e por psicólogos quânticos como eu. Sendo assim, Sunita Pattani está de parabéns pelo primeiro livro definitivo sobre psicologia quântica. Você me superou e estou maravilhado. Psicólogos e psicoterapeutas mundo afora, prestem atenção!

Meu querido leitor, minha querida leitora, é desnecessário mencionar que você se encantará com o livro, como eu também me encantei. Leia estas páginas. Utilize-as para autoajuda ou em conjunto com um terapeuta. Utilize-as para saltos quânticos rumo à saúde mental positiva. Até que ponto da toca do coelho você quer descer nessa cura quântica profunda?

Amit Goswami

Eu sou psicoterapeuta;
o meu objetivo é ajudar a diminuir o sofrimento
emocional de meus clientes e ajudá-los a alcançar um
maior senso de paz interior;
eu não sou cientista, nem sou médica;
não tenho todas as respostas, e a minha vida não é
livre de obstáculos;
eu também tenho que trabalhar para melhorar
aspectos de mim mesma e, ao fazer isso, busco obter
uma compreensão mais profunda da vida.
Mas...
reconheço a minha vocação interior, e me rendo ao que
a vida escolhe expressar por meu intermédio;
acredito que existe uma inteligência além de nosso
corpo e de nossa mente do ego, e não reconhecer a
existência dessa inteligência é a fonte de
nosso sofrimento.
Nós não sofremos porque a vida é cruel.
Sofremos porque não conhecemos a nós mesmos.

Prólogo

No ano passado, recebi uma ligação angustiante de uma senhora que acabaria se tornando uma de minhas clientes. Ela conseguira o meu contato e me ligara para perguntar sobre sessões de aconselhamento. Em meio a lágrimas de desespero, revelou que precisava urgentemente de ajuda e que já tentara se suicidar em duas ocasiões. Recordo--me vividamente de que ela me pediu para que ficasse ao telefone um pouco mais, pois, naquele momento, ela só precisava de alguém para desabafar. Aos poucos, a conversa ficou amena e agendamos um horário. Foi uma pena, mas ela não compareceu ao primeiro agendamento. Então, uns meses depois, ela me ligou de novo para marcar uma sessão, e dessa vez ela veio.

Durante a sessão, ela me contou alguns dos desafios que estava enfrentando. Estava com a autoestima extremamente baixa e achava muito difícil perdoar e virar a página em certas situações. Ela também recebera ajuda psiquiátrica, mas nada funcionara de verdade. Começamos a trabalhar juntas e, gradativamente, ao longo de vários meses, ela começou a experimentar a cura emocional. Embora a jornada estivesse levando tempo, ela já não estava mais em uma situação em que cogitava novamente o suicídio.

Continuamos a trabalhar juntas até hoje, e ela me garante que não teria sido capaz de fazer essa mudança caso as nossas sessões não tivessem explorado o verdadeiro âmago de quem ela é. Ela não acredita que teria se curado caso tivesse recebido "apenas" a psicoterapia convencional. Na realidade, já trabalhei com centenas de clientes até agora, e muitos deles compartilham desse mesmo sentimento.

Sabe, acredito que chegou a hora de olharmos para além de nossa psicologia. Em vez de analisar a psicoterapia a partir de uma perspectiva meramente psicológica, hoje precisamos dar espaço a outras disciplinas também – como a ciência e a espiritualidade. Como vamos nos curar adequadamente se não soubermos quem somos? Como preencher o vazio da solidão e aprender a perdoar os outros se não conhecermos a conexão que compartilhamos?

Decidi escrever este livro porque acredito que essas informações precisam estar prontamente disponíveis às pessoas que almejam a cura emocional. Após testemunhar as pessoas se curando, mudando e experimentando uma vida mais profunda e significativa, sinto que o caminho para avançar é nos conscientizarmos sobre quem realmente somos. A cura emocional não tem a ver apenas com expressar-se, explorar o seu passado e mudar comportamentos, mas também com perceber uma verdade mais profunda – e, para isso, precisamos pensar fora da caixa.

Espero que considere os próximos capítulos fascinantes e inspiradores. Ajudar você é a minha vocação – e o meu mais profundo desejo. Só quando cada um de nós tomar a decisão de mudar é que vamos criar uma geração futura mais conscientemente evoluída.

Introdução

Mesmo cansada após um longo dia de trabalho, ela decidiu comparecer à sessão de terapia. Ela se sentou bem à vontade na sala, um ambiente quente e aconchegante, decorado com motivos neutros, que contrastava bastante com a noite de inverno escura e fria lá fora. Com olhos indagadores e o tom de voz um pouco alto, ela desabafou:

– Não consigo entender! Por que preciso ter uma visão do panorama? Que importância tem isso para mim? Como é que isso vai ajudar em minha cura agora?

Fiz uma pausa e, por um momento, tentei organizar e recompor meus pensamentos. Ela fizera perguntas válidas. Não que eu não soubesse as respostas, afinal de contas, eu mesma havia dedicado os últimos treze anos procurando por elas. Tive a sensação de que eu não sabia como articular as respostas de forma concisa o suficiente que pudesse fazer alguma diferença. Por que ela precisava ter uma visão do panorama? Que importância isso tinha para ela? Como é que isso a ajudaria a se curar agora?

*

Sou psicoterapeuta. Meu objetivo é auxiliar os indivíduos a alcançarem um maior senso de paz interior e, para isso, dia após dia, obtenho vislumbres (muito pessoais) da vida dos outros. Observo suas dores e obstáculos e, em muitos casos, ao longo do processo de terapia, também testemunho o início de uma mudança em sua consciência.

Descobri que, às vezes, basta aplicar as ferramentas e técnicas nas quais sou treinada para ajudar os clientes com os problemas deles. Mas já observei, também, em outros casos, que, sozinhas, essas abordagens são insuficientes para ajudar na cura emocional. É quase como se os clientes sentissem que existe um propósito mais profundo para a vida – algo que conseguem sentir, mas ainda são incapazes de descrever; um anseio interior, ou, às vezes, até mesmo um vazio, que não conseguem compreender muito bem.

Não é como se esses sentimentos ou conceitos anônimos já não tivessem sido abordados em teorias psicológicas anteriores. Mas, em minha opinião, acontece que nem sempre são totalmente compreendidos ou considerados, pois eles também têm (algo que certas pessoas chamam de) um elemento místico.

Fiz a escolha de investir continuamente em meu próprio desenvolvimento pessoal, explorando outras áreas de pesquisa, como a parapsicologia e as experiências de quase morte. Assim, tenho a impressão de ter alcançado uma perspectiva mais ampla sobre a cura emocional. Vivenciei, em primeira mão, mudanças na consciência e vislumbres da verdade, e sinto que isso causou um grande impacto na maneira como atendo meus clientes enquanto psicoterapeuta. Se eu não tivesse pesquisado a mente de uma perspectiva multidisciplinar, talvez não tivesse me aprofundado em conceitos como as experiências de pico de

Maslow ou a noção de Jung sobre o inconsciente coletivo. Pessoalmente, sinto que o meu treinamento de psicoterapia, em si, não me capacita a me conectar plenamente com a profundidade de algumas das teorias. Em vez disso, foram meus intensos questionamentos pessoais sobre *quem eu sou de verdade* que me brindaram com essa experiência. Sob um prisma pessoal, acredito que só consigo ajudar meus clientes na extensão de minha própria compreensão e experiência.

Aqui eu também gostaria de frisar que *não* estou afirmando que a minha escolha metodológica é a única forma de facilitar a cura emocional. Cada terapeuta e cada cliente são diferentes e têm seus próprios métodos de trabalho e de resposta. Em vez disso, o que estou compartilhando com você é a minha própria experiência sobre o que aprendi, questionando e pesquisando a natureza da consciência e como isso se relaciona com a cura emocional. A minha proposta é deixar de olhar apenas para os desafios e comportamentos de um indivíduo e começar a fazer a pergunta mais relevante de todas: *quem sou eu?*

Quando começamos a ir além de observar e gerenciar a mente do ego, começamos a perceber que, de fato, *não* somos apenas essa mente do ego, mas algo além disso, algo muito maior, interconectado com todo o restante, formando uma verdade universal. A pergunta "quem sou eu?" nos leva a cultivarmos a ideia de que somos mais do que apenas o corpo e a mente do ego. Essa pergunta expande a nossa conscientização sobre nós mesmos e nos leva, talvez, a considerarmos o lugar em que a psicologia e o misticismo se encontram.

A mente transcendente

Uma visão geral
Onde a psicologia e o misticismo se encontram

Vamos começar fazendo uma pergunta: por que alguém decide entrar na terapia ou buscar autoajuda? Não importa se você estiver querendo uma solução rápida ou aprender mais sobre si mesmo em um nível mais profundo; o motivo para entrar na terapia ou buscar autoajuda é alcançar uma sensação de paz interior. Esse desejo sugere que, em algum nível, estamos tendo pensamentos que nos levam a experimentar a *falta* de paz interior.

Quando clientes procuram a terapia, começamos a examinar quais problemas eles estão experimentando e quais pensamentos e crenças podem estar causando essa falta de paz interior. Analisamos o presente, mergulhamos no passado dos clientes e avaliamos a possibilidade de aplicar técnicas de modificações comportamentais no intuito de ajudar a mudar os padrões de pensamento, comportamento e ação deles.

Apesar disso, porém, os problemas persistem para alguns indivíduos. Às vezes, deparo-me com pessoas que têm um estilo de vida externamente alegre, mas, mesmo assim, sentem um profundo senso de vazio e não sabem por quê. Foram esses casos (incluindo o meu próprio sofrimento pessoal) que me levaram a investigar mais profundamente por que as pessoas acham difícil superar o sofrimento emocional. Não é por falta de esforço. Na verdade, algumas têm se dedicado bastante ao próprio crescimento pessoal, mas de algum modo continuam presas.

A mescla de minha busca por respostas e do meu interesse por ciência e espiritualidade suscitou em mim algumas perguntas importantes: como vou conseguir dar passos rumo à minha cura se eu não tiver uma compreensão adequada de quem sou? No que consiste a minha mente e de onde vêm meus pensamentos? Que conexão existe entre a minha mente e o meu corpo? Será que sou algo mais, além da mente e do corpo? As revelações e os conceitos com os quais me deparei brindaram-me com a percepção de que existe um universo de descobertas completamente distinto acontecendo por aí – o qual eu praticamente nem fazia ideia que existia. E, mais surpreendente ainda: comecei a perceber que havia uma ligação entre alguns dos trabalhos que estava descobrindo e o trabalho que estava realizando com os clientes.

A maior mudança em minha percepção ocorreu tempos atrás, quando comecei a ler a obra *Um curso em milagres*. No começo, fiquei meio assustada com a terminologia do texto, como "Deus" e "Espírito Santo". E, para ser sincera, a última coisa que eu gostaria de fazer era misturar psicoterapia com um texto que, para mim, soava um tanto religioso. Uma boa parte do meu ser ficava desconfortável

A mente transcendente

em somar Deus à equação que tange meu trabalho. Isso porque eu sentia que o termo "Deus" tinha ganhado uma reputação interessante ao longo dos anos, significando coisas diferentes para pessoas diferentes e, claro, era um tema sensível para algumas pessoas. Para ser sincera, eu estava com medo de ser julgada e de não ser levada a sério o suficiente. Eu temia que meus clientes pudessem se ofender ou, até mesmo, se afastar caso Deus fosse trazido à psicoterapia. Porém, instintivamente, eu sabia que estava faltando algo na psicoterapia convencional. Eu sentia que ela consistia em uma prática questionadora para ajudar um indivíduo a tornar-se consciente e a enfrentar seus desafios, mas que não era profunda o suficiente. Para mim, pessoalmente, a psicoterapia não considerava a existência de nossa natureza com a seriedade suficiente. De novo, se eu não sabia quem era em meu âmago, como conseguiria expandir minha conscientização? Deus existia? Quem (ou o quê) era Deus, uma entidade individual ou uma "unidade universal"? E se Deus (ou uma "unidade universal") realmente existisse, que relacionamento ou conexão eu tinha com aquele ser? E se as respostas a essas perguntas constituíssem uma parte essencial de minha cura emocional?

Quando, enfim, consegui olhar para além da linguagem em *Um curso em milagres*, logo percebi que aquilo era, na verdade, uma ferramenta para ajudar a treinar nossa mente, um eco de muitas das leituras que eu já fizera. O que diferenciava o livro *Um curso em milagres* era que, primeiro, ele explicava quem nós éramos em nosso âmago e, depois, prosseguia com as aulas para retreinar nossa mente. Achei essa combinação muito poderosa porque fornecia um caminho para explorar uma parte de nós que ia mais longe do que apenas a mente do ego. A não compreensão desses conceitos era a principal causa do vazio que alguns de meus clientes estavam experimentando.

De acordo com o livro, existe a *mente única*, que também é chamada de *mente de Deus* ou de *mente de Cristo*. A mente única foi dividida em mentes individuais, criando, assim, os seres humanos separados. Por sua vez, nossas mentes individuais são divididas em duas partes: o *espírito* e o *ego*.

O espírito, às vezes também chamado de alma, é considerado o pensamento de Deus, criado por Ele à sua imagem e semelhança. Essa é a nossa parte que ainda está em contato com o nosso Criador, e é também a nossa parte que tem o potencial de criar. O espírito nos fala a verdade com muita delicadeza, e, quando exibimos a *mentalidade certa*, estamos seguindo essa orientação.[1]

O ego é a nossa parte *ilusória*. É a parte em nós que nos faz crer que somos separados. O ego não reconhece que, na prática, estamos profundamente interconectados e somos uma parte integral do universo. Claro, temos corpos separados e mentes individuais, mas também fazemos parte de um todo muito maior. Quando acreditamos que não somos nada além de nossos "eus" separados, é fácil sermos egoístas, indelicados e gananciosos, é fácil ficarmos zangados com as pessoas à nossa volta. Afinal de contas, qual é a nossa motivação para amar o próximo? Em vez disso, nossa atitude passa a ser a de que a vida é nossa e temos de fazer o que for preciso para sobreviver. No lugar de nos unirmos e colaborarmos uns com os outros, escolhemos o caminho da competição. Um mundo que acredita ser constituído por seres separados e não conectados é um mundo que acha difícil perdoar e virar a página. É também um mundo que atua com base no amor condicional. Como é que um mundo com esse sistema de crenças conseguiria criar uma existência realmente pacífica?

Tenho que admitir que, à primeira vista, foi difícil aceitar esse conceito de uma mente transcendente e unificada. Questionei: como poderíamos estar todos interconectados? Afinal, para mim, todos parecíamos indivíduos, todos tínhamos livre-arbítrio e, até onde eu sabia, os nossos pensamentos individuais eram privados. Também questionei o conceito de "Deus". O que ou quem era Deus? Eu nunca pensara realmente na ideia de um velhinho de barba branca e comprida sentado nas nuvens, olhando para nós e julgando cada um de nossos atos. Mas eu acreditava que lá fora havia algo maior do que nós, e que a nossa existência pessoal não se resumia ao acaso.

Quando pesquisei mais sobre a interconectividade e sobre quem nós éramos em nosso âmago, descobri que esse conceito não só já havia sido registrado por escrito, mas também existiam pesquisas que indicavam que a interconectividade era real – que talvez existisse uma mente transcendente. Até então eu só estava familiarizada com a concepção de Freud sobre a mente.

Freud estabeleceu que existem três níveis mentais: *consciente, pré-consciente* e *inconsciente*. A mente consciente é a nossa parte que está consciente; é a nossa parte capaz de pensar e falar racionalmente. A mente pré-consciente armazena os pensamentos e as lembranças que talvez não consigamos pensar de modo consciente, mas que são capazes de ser facilmente trazidos à conscientização se assim o escolhermos. Por exemplo: talvez não estejamos pensando conscientemente em nosso número de telefone, mas somos capazes de recordá-lo e trazê-lo à conscientização consciente. De acordo com Freud, a mente inconsciente é a maior parte de nossa mente. Ela armazena as nossas memórias de infância, os nossos instintos e quaisquer eventos traumáticos que tenhamos experimentado. Essas recordações não fazem parte de nossa conscientização consciente e podem ter sido esquecidas deliberadamente. Elas, porém, continuam a influenciar o nosso comportamento e as nossas ações.[2]

Embora algumas das teorias (psicodinâmicas) de Freud sejam consideradas controversas, a ideia de que os nossos pensamentos e comportamentos derivam de nossa mente inconsciente foi considerada revolucionária por muitos estudiosos. O psicólogo Carl Jung foi uma das pessoas influenciadas pelo trabalho de Freud e, portanto, é chamado de *neofreudiano*. Contudo, Jung desenvolveu a própria teoria, a qual inclui o conceito de *inconsciente coletivo*. Jung afirma que o inconsciente coletivo é comum a todos nós; não é algo que desenvolvemos, mas que herdamos. Conforme Jung, o inconsciente coletivo inclui a totalidade da história humana à qual todos nós temos acesso e que contém arquétipos e ideias universais.[3]

Embora as abordagens comportamentais e psicodinâmicas fossem predominantes até a década de 1950, na segunda metade do século 20 desenvolveu-se a abordagem humanística, destacando-se, nessa área, as visões dos psicólogos Carl Rogers e Abraham Maslow. Essa abordagem

A mente transcendente

envolvia entender a experiência subjetiva de alguém e suscitar a importante pergunta "quem sou eu?". A noção de que as pessoas são *intrinsecamente boas* também foi um tema proeminente dessa abordagem, com Carl Rogers acreditando que os seres humanos tinham a tendência inata para avançar ao crescimento e à mudança positiva. Para definir essa força motivadora básica, ele cunhou o termo *tendência à realização*.

Abraham Maslow colocou a autorrealização no topo de sua *hierarquia de necessidades*. A hierarquia de necessidades de Maslow delineia sete necessidades, com as necessidades biológicas mais básicas na parte inferior (tais como abrigo e comida), migrando para as necessidades psicológicas mais complexas (tais como a autorrealização) no topo. Maslow alegou que as necessidades básicas tinham de ser, primeiro, ao menos parcialmente satisfeitas antes que as necessidades mais elevadas pudessem ser alcançadas. Ao longo de sua vida, Maslow também estudou os *autorrealizadores* – pessoas que, na visão dele, tinham explorado bem o seu próprio potencial, na tentativa de identificar os traços e comportamentos apresentados por esses indivíduos.[4]

Enquanto eu pesquisava para redigir este livro, muitas vezes me deparei com a hierarquia de necessidades de Maslow e com informações sobre o conceito de Maslow de *experiências de pico*. Sentindo que precisava entender melhor alguns de seus conceitos, porém, decidi ler a obra *Religiões, valores e experiências de pico* (1994). O que achei mais interessante foi que ele reconheceu o aspecto multidisciplinar da psicologia. Em outras palavras, ele sabia que as pessoas tinham experiências subjetivas e internas e prestou atenção a isso. Ele também sentia que as pessoas não prestavam atenção suficiente aos aspectos espirituais ou *superiores* da vida.

Maslow sentiu que precisávamos redefinir a ciência e também a religião, já que as duas disciplinas tinham se tornado muito segmentadas e separadas uma da outra. Ele sentia que a ciência do século 19 tornara-se muito mecanicista e desprovida de valores espirituais; por sua vez, a religião não aceitava os fatos e conhecimentos científicos. Na opinião de Maslow, as duas disciplinas não deveriam ser encaradas como dicotomias, mas uma deveria ser usada para fortalecer a outra. Maslow atestou que era perfeitamente aceitável que perguntas religiosas fossem feitas, pois era uma busca pelas raízes da natureza humana, e ele sentia, também, que isso poderia ser abordado e estudado de modo científico (Maslow, 1994).

De um prisma pessoal, talvez um dos conceitos mais interessantes que Maslow estudou foi algo que chamou de *experiências de pico*, que eram consideradas iluminações místicas, experiências ou revelações transcendentes. De forma geral, eram experiências individuais nas quais a pessoa descobria a verdade sobre si mesma, Deus e o mundo.

Primeiro, pensava-se que apenas alguns povos vivenciavam essas experiências de pico, mas, com o tempo e o aprofundamento das pesquisas, Maslow percebeu que todas as pessoas as vivenciavam, exceto quem tinha medo delas ou entrava em negação. Ele cunhou o termo *não experimentadores de picos* para descrever as pessoas que se enquadravam nessa categoria. Também ficou constatado que esses indivíduos eram de um tipo racional ao extremo, de natureza mecanicista.[5]

A mente transcendente

Pessoalmente, experimentei momentos fugazes desses estados de pico no passado. Lembro-me de um passeio que fiz no parque há uns dez anos. Por alguns segundos, tive uma sensação de calor, um formigamento, um sentimento quase de excitação em meu corpo. Naquele momento, soube que estava conectada a algo divino. Embora não consiga descrever plenamente minha experiência em palavras, senti um profundo senso de conectividade – a certeza de que tudo iria ficar bem. Senti, em algum nível, que havia mais em mim além de apenas meu corpo.

Uma coisa interessante que descobri sobre essas experiências é que elas eram espontâneas e imprevisíveis. Não eram fatos que eu pudesse "desejar" ou "pensar" que fossem acontecer, mas que ocorriam em seu próprio ritmo. Para mim, eram vislumbres da verdade universal.

Essas experiências podem ser difíceis de serem estudadas em razão da natureza de sua existência. Estudamos um conceito sob uma perspectiva lógica e objetiva e tentamos entender, racionalizar e explicar certos fenômenos. Entretanto, nem sempre essas experiências podem ser racionalizadas ou até mesmo compreendidas por alguém de uma perspectiva apenas intelectual. Embora as pessoas não consigam encontrar a linguagem certa para descrever tal experiência ou mesmo compreender o mecanismo preciso dela, elas sabem instintivamente que existe uma verdade mais profunda. Metaforicamente falando, isso não é algo experimentado na mente; é experimentado no coração.

O interessante a se levar em conta é que, ao longo dos séculos, pessoas de todas as esferas da vida têm documentado essas experiências. Não se restringem a raça, credo ou sexo, mas, ao contrário, parecem ter uma ocorrência universal, capazes de ser experimentadas por qualquer pessoa. Maslow (1994) realçou um ponto importante ao dizer que a religião organizada surgiu porque uma pessoa experimentou essa verdade profunda – uma experiência de pico. A religião pretende comunicar essa experiência de pico para os *não experimentadores de picos*. Porém, muitas vezes, essa tarefa é difícil, já que os próprios comunicadores talvez sejam *não experimentadores de picos*. Em outras palavras, a informação é intelectualizada, o que faz com que o verdadeiro significado possa ser perdido.

Na primeira vez que comecei a ler *Um curso em milagres*, percebi que o texto fora "rascunhado" (por meio de um processo de ditado interno) por dois psicólogos: a dra. Helen Schucman e o dr. William Thetford. Portanto, para mim, parecia natural começar a minha jornada de exploração pelo campo da psicologia. Mas logo percebi que não só psicólogos e teólogos haviam se referido à *interconectividade* e a uma *inteligência superior*. Na verdade, cientistas também haviam mencionado esses conceitos, como o famoso físico do século 20, Max Planck, que afirmou:

> Como um homem que dedicou toda a vida à ciência da forma mais consciente possível, ao estudo da matéria, posso afirmar que o resultado das minhas pesquisas sobre átomos conclui o seguinte: não existe algo como a matéria em si. Toda matéria se origina e existe apenas em virtude de uma força que faz vibrar a partícula de um átomo e mantém unido esse diminuto sistema solar atômico. Precisamos entender que por trás dessa força existe uma mente consciente e inteligente.[6]

A mente transcendente

Nos últimos cem anos, mais ou menos, nós nos familiarizamos com determinada terminologia relacionada à mente. Termos como consciente, pré-consciente, inconsciente e consciência coletiva nos foram sendo introduzidos. Ampliar o entendimento sobre como funciona a nossa mente pessoal tem sido um marco importante para facilitar a cura emocional. Por exemplo: reconhecer que alguns de nossos comportamentos podem resultar de experiências passadas que não foram resolvidas internamente é o primeiro passo para nos revelar o que precisamos para evoluir. No entanto, embora extremamente benéfico, saber quem somos como indivíduos é apenas parte da verdade. E se nos conhecemos apenas parcialmente, como entender e experimentar uma cura mais profunda?

Susan veio fazer terapia comigo após passar quatro semanas na reabilitação para lidar com o vício em álcool. Embora não estivesse mais bebendo, apresentava outros problemas que queria tratar. Quando perguntei de que forma, enfim, ela conseguira parar de beber, Susan me contou que acreditava que o corpo dela era um templo que abrigava o seu ser interior – o espírito. Essa percepção a estimulava a tratar o próprio corpo com o respeito que merecia. Notei que Susan estava um pouco hesitante enquanto me narrava seus progressos. Quando lhe indaguei o porquê dessa hesitação, ela me contou que sua terapeuta anterior não entendia o que ela queria dizer ao se referir ao próprio corpo como um templo. A terapeuta dissera a Susan que estava um pouco preocupada com essa analogia, e isso, é claro, deixou Susan um pouco constrangida, e, nas palavras dela, sentindo-se "meio boba".

Embora eu tenha certeza de que a terapeuta anterior de Susan é uma excelente profissional, esse exemplo realça a necessidade de termos uma melhor compreensão de nós mesmos. O cerne da questão é que muitos de nós, em um momento ou outro, sentimos que somos mais do que conseguimos enxergar – e exatamente como no caso de Susan, esses sentimentos ou revelações podem, frequentemente, nos ajudar em nossa própria cura emocional. Além de olharmos para nós mesmos no campo pessoal, agora precisamos questionar em que lugar nos encaixamos no esquema mais grandioso das coisas.

Este livro é sobre o esquema mais grandioso das coisas. Nos últimos anos, temos acompanhado estudos que exploram conceitos como telepatia e fenômenos psíquicos. Também ouvimos histórias, mundo afora, de pessoas que conversam sobre experiências de quase morte (EQM) e experiências fora do corpo (EFC), e algumas delas vivenciaram revelações sobre aquilo que consideram ser a verdade. Essas evidências sugerem a existência de uma dimensão mais profunda – uma parte integrante de nós mesmos que não necessariamente pode ser vista, mas experimentada. Portanto, este livro explora o conceito de uma "mente transcendente": uma mente que não só vai além de nossa mente individual, mas inclui também nossas mentes pessoal e individualizada. A mente transcendente é comum a todos e responsável pela experiência da interconectividade. É uma consciência que permeia tudo e tem a capacidade de transcender o tempo e o espaço. Precisamos ressignificar essa porção de nós e nos conscientizarmos dela, pois é essa parte que sabe a verdade sobre quem realmente somos.

A mente transcendente

Acredito que chegou a hora de reconhecermos as limitações da mente consciente em relação à cura emocional e de começarmos a nos abrir à ideia de que existe uma parte em nós que transcende nossa atual percepção da mente. Na verdade, a civilização está diante de uma das intersecções mais cruciais de todos os tempos, em que as dicotomias do antigo espiritualismo e da pesquisa moderna parecem estar se confluindo e em que a verdade enfim nos libertará.

Parte um
As experiências da mente transcendente

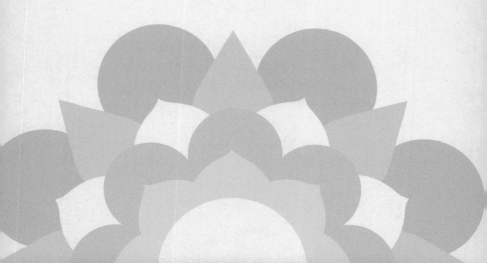

A mente transcendente infinita

> Para a alma não existe nascimento ou morte.
> Tampouco, após existir, um dia ela deixa de
> existir. Ela não nasce: *é* eterna, perene, imortal e
> primitiva. Não morre quando o corpo morre.
> Bhagavad Gita (Capítulo 2, versículo 20)

No capítulo anterior, afirmei que a mente transcendente não vai além só de nossas mentes individuais, mas inclui também as pessoais e individualizadas. Comum a todos nós, ela é responsável pela experiência da interconectividade, uma consciência que permeia tudo e tem a capacidade de transcender o tempo e o espaço. Nos próximos capítulos expandirei essa explanação e compartilharei aspectos adicionais da mente transcendente e de como nós a experimentamos pessoalmente. Este capítulo é sobre a natureza infinita, onipresente e onisciente da mente transcendente.

Enquanto pesquisava sobre a natureza eterna da mente transcendente, muitas vezes me deparei com pessoas se referindo aos Vedas ou ao Bhagavad Gita – textos sagrados que constituem os alicerces do Hinduísmo. Albert Einstein (1879-1955) uma vez disse: "Quando li o Bhagavad Gita e refleti sobre como Deus criou este Universo, tudo o mais pareceu supérfluo".[1] O famoso poeta e filósofo norte-americano Henry David Thoreau (1817-1862) também citou o Bhagavad Gita, dizendo: "Pela manhã, mergulho meu intelecto na filosofia estupenda e cosmológica do Bhagavad Gita e, comparados com ela, o nosso mundo e a nossa literatura de hoje parecem insignificantes e triviais".[2]

Quando comecei a estudar o Bhagavad Gita, percebi que a definição de "alma" do livro era semelhante à definição dada em *Um curso em milagres*. No capítulo anterior, citei a obra *Um curso em milagres*, que introduziu o conceito de *mente única*, a mente de Deus que foi dividida em nossas mentes individuais. A mente individual é posteriormente dividida em dois componentes: o ego e o espírito. O ego é a nossa parte que nos enxerga como seres separados uns dos outros, e o espírito é a nossa parte com o potencial de criar e nos dar uma orientação interior, que sabe que estamos todos interconectados.

O Bhagavad Gita também se refere a uma consciência que permeia tudo chamada *Brahman*. O Brahman manifesta-se de várias maneiras distintas, incluindo: Ishvara, o Deus Supremo; os Jivas, entidades vivas; e Prakriti, natureza material e conceito eterno do tempo.[3]

Para mim, os dois conceitos, tanto a mente única quanto o Brahman, significam a mesma coisa: a mente transcendente.

A mente transcendente infinita

De acordo com o Bhagavad Gita, nós, como seres humanos, somos chamados de entidades vivas, Jivas. O livro estabelece que, embora tenhamos uma consciência individual, também temos, dentro de nosso coração, um aspecto localizado da alma suprema. Em outras palavras, dentro de nós, temos tanto a mente transcendente quanto o ego.

Esse conceito pode ser difícil de ser entendido, pois soa quase paradoxal. Se a mente transcendente é a base de toda a existência, uma consciência universal que dá origem a todos, então como é que mantemos as nossas individualidades? Como podemos ser uma manifestação da mente transcendente e ainda assim estarmos separados dela? Com o exemplo a seguir, podemos compreendê-lo melhor: imagine que o oceano é a mente transcendente; em seguida, imagine que você é uma única gota desse oceano. Você ainda possui todas as qualidades do oceano, ou seja, tem a mesma consistência e o mesmo gosto salgado. Entretanto, embora possua essas qualidades, você não é o oceano inteiro. Você é, ao mesmo tempo, uma manifestação da mente transcendente, tendo as qualidades dela, e também é individual, mantendo-se independente.[4]

Os Upanishads* ilustram como esses dois componentes, a mente transcendente e o ego, atuam dentro de nós:

> Era uma vez dois pássaros, amigos e companheiros, empoleirados em uma árvore. Um dos passarinhos comia os frutos da árvore, pulava de galho em galho e provava os diferentes sabores dos frutos. O fruto doce

---

* São as principais escrituras do Hinduísmo.

trazia alegria, e o amargo, desconforto. Esse passarinho experimenta ansiedade e melancolia.

O outro passarinho, pousado num ramo superior em estado de calma e paz, testemunha silenciosamente o que está acontecendo. Ele não se altera com a tentação dos frutos na árvore.

Um dia, o passarinho comedor de frutas relanceia o olhar para cima, avista seu amigo e é imediatamente atraído pela natureza pacífica dele. Com a atenção concentrada em seu amigo tranquilo, o passarinho que comia frutas liberta-se de suas ansiedades.[5]

Metaforicamente falando, os dois pássaros residem dentro do ser humano. O passarinho que come frutas representa a mente do ego, cuja felicidade depende do mundo material e das circunstâncias em mutação. Essa parte de nós experimenta o estresse e as ansiedades com base no que está acontecendo em nosso ambiente externo.

O passarinho tranquilo representa a mente transcendente, sempre na retaguarda, testemunhando silenciosamente tudo o que está acontecendo, inabalável com as circunstâncias dinâmicas que a vida traz. A mente transcendente é capaz de absorver a ansiedade e a tristeza se decidirmos direcionar a nossa atenção interna a ela.

De acordo com o Bhagavad Gita, nós, como entidades vivas, somos uma manifestação da consciência suprema – a mente transcendente, descrita como infinita e onipresente. Portanto, diz-se que também possuímos essas qualidades. Devemos nos fazer uma pergunta básica: como vivenciamos esse aspecto infinito da mente transcendente? Se somos

A mente transcendente infinita

parte dessa rede universal, que parece infinita, mas ao mesmo tempo estamos conectados a ela, então deve haver um aspecto nosso que continua a existir, mesmo quando morremos. Se for assim, então o que acontece conosco após a morte?

Experiências de quase morte

As experiências de quase morte e as experiências fora do corpo são vias de análise que nos ajudam a ter algumas perspectivas sobre esse fenômeno. Em primeiro lugar, comecemos explorando o termo *experiência de quase morte*. Segundo a International Association for Near Death Studies (Iands – Associação Internacional de Estudos de Quase Morte, em tradução livre), o dr. Raymond Moody Jr., em 1975, foi o primeiro a utilizar o termo experiência de quase morte em seu livro *Life after life.**

Um episódio de quase morte, em geral, é experimentado quando a pessoa está clinicamente morta ou em uma situação suscetível à morte, por exemplo, durante uma tentativa de suicídio ou uma doença grave. A Iands descreve uma experiência de quase morte (EQM) como "uma experiência subjetiva diferenciada, que as pessoas às vezes relatam após um episódio de quase morte".

---

* Devemos observar, porém, que muitas pessoas que passaram por uma experiência de quase morte têm a sensação de que o termo "quase morte" não é exato, pois acreditam que realmente estiveram mortas durante o episódio.

A maioria dos indivíduos que vivenciou uma EQM sentiu que a experiência foi muito real.[6]

Embora cada indivíduo tenha uma experiência singular, as EQM realmente compartilham certas características. Elas incluem, por exemplo: a sensação de se estar fora do corpo (quando a consciência se separa do corpo físico); o encontro com entes queridos falecidos ou figuras santas (como Jesus); a obtenção de informações sobre segredos universais; viagens pela escuridão ou por um túnel; contato com um resumo da vida, sendo que o indivíduo experimenta todas as suas ações, bem como o impacto que essas ações tiveram sobre outras pessoas. Em certos casos, os indivíduos relatam que fizeram a escolha de retornar a seus corpos físicos.[7]

Como parte da pesquisa para este livro, entrevistei a dra. Penny Sartori, pesquisadora especializada em EQM que trabalhava como enfermeira em uma unidade de terapia intensiva. Ela me revelou um incidente, em determinada noite, em que ela estava cuidando de um paciente que certamente ia morrer. Durante esse período, estabeleceu uma conexão com o paciente e, quando, no dia seguinte, o paciente morreu, Penny se viu mergulhada em uma depressão profunda. Para tentar entender mais sobre o processo da morte, começou a ler sobre o assunto e se deparou com as experiências de quase morte. Penny ficou muito surpresa ao descobrir que muitas pessoas que tiveram tais experiências diziam que a morte não era algo a ser temido.

Penny começou a questionar em que consistiam essas experiências de quase morte: seriam meras alucinações ou um fenômeno real? Com essa curiosidade em mente, conduziu os próprios estudos, que se concentraram em

A mente transcendente infinita

explorar as experiências de pessosas que sobreviveram a uma parada cardíaca. Durante a nossa entrevista, Penny compartilhou o seguinte:

> De 39 pacientes, 7 relataram EQM, e constatei também que tais experiências variavam bastante em qualidade. Na verdade, em alguns casos, elas não tiveram muito significado para a pessoa, mas claramente havia elementos ou componentes de uma EQM. O paciente não entendia o que acontecera, e por isso não atribuía qualquer significado ao fato; apenas o guardava no fundo de sua mente.
>
> Alguns pacientes também tiveram experiências bastante profundas. Houve o caso de um homem que teve uma experiência fora do corpo (EFC), na qual avançou a um outro ambiente onde encontrou seu finado pai e uma figura semelhante a Jesus. Durante a EFC, ele relatou também as ações da enfermeira, do médico e do fisioterapeuta, descrevendo com detalhes, e sei que estava tudo certo porque eu estava lá. Era eu a enfermeira que cuidava dele. No momento em que tais coisas aconteceram, entretanto, ele estava profundamente inconsciente. Não tivera uma parada cardíaca, o que significa que o coração dele continuou batendo, mas estava profundamente inconsciente, e o que ele relatou estava correto.
>
> Analisando essa experiência, percebi outro aspecto interessante. O paciente sofria de paralisia cerebral e, de nascença, tinha a mão direita contraída. Após a experiência, enquanto eu o entrevistava, ele interpretou errado uma de minhas perguntas. Eu perguntara a ele:

– Quando estava fora de seu corpo, você conseguiu fazer algo que normalmente não conseguia?

O que eu queria dizer com isso era que algumas pessoas sentiam que, quando tinham uma EFC e pensavam em um local específico, apareciam lá, e era a esse ponto que eu queria chegar. Mas ele interpretou mal e disse:

– Ah, sim, olhe só para a minha mão, eu consigo abri-la.

E passou a abrir os dedos totalmente, coisa que nunca conseguira fazer na vida. Inicialmente, não percebi o significado disso, mas quando comentei o fato com o médico e com o fisioterapeuta, eles disseram que isso era impossível, pois ele precisaria de uma cirurgia para liberar os tendões e abrir e fechar a mão. Bem, nenhuma intervenção cirúrgica tinha sido feita e, mesmo assim, o homem conseguia abrir e fechar a mão completamente.[8]

Talvez uma das EQM mais envolventes e profundas com que me deparei tenha sido a de Anita Moorjani, autora de *Morri para renascer*.* Sofrendo de câncer em fase terminal (linfoma de Hodgkin), Anita foi levada às pressas ao hospital quando entrou em coma, em fevereiro de 2006. A família foi informada de que os órgãos dela estavam em falência e seria improvável que ela sobrevivesse mais do que trinta e seis horas. Durante todo esse tempo em coma, porém, Anita permaneceu ciente de tudo o que acontecia ao seu redor. Ela conseguia ver e ouvir as conversas entre o marido e os médicos que estavam no corredor, a doze metros de distância – conversas que, mais tarde, o marido dela pôde comprovar.

---

* Publicado no Brasil pela editora Pensamento em 2014. [N. de E.]

A mente transcendente infinita

Ela também experimentou a travessia a outra dimensão, onde se sentiu plenamente engolfada pelo sentimento de amor. Adquiriu uma compreensão sobre o funcionamento geral da vida, entendeu por que enfrentava o câncer e soube a razão de seu viver e o papel que sua família representava no esquema mais grandioso das coisas. Ela se deu conta de que tinha a opção de retornar ao seu corpo físico ou escolher a morte, mas ouviu uma voz que lhe dizia que sua hora ainda não havia chegado e que, se escolhesse a morte, não experimentaria os dons que a vida ainda tinha a lhe oferecer. Também ficou sabendo que, se escolhesse voltar, ficaria curada bem rápido.

Fazendo a escolha de voltar, Anita recuperou-se rapidamente do câncer – para a completa surpresa de seus médicos! Hoje ela viaja mundo afora compartilhando a experiência que teve com outras pessoas, trazendo conhecimento, conforto e orientação a elas.*

Kelly Walsh, fundadora da *Positivity Princess*, embarcou em uma missão para criar uma comunidade global de crianças e adultos que incorpora o amor, o carinho e o compartilhamento no cotidiano. Kelly compartilha a experiência dela:

> Como muitas outras crianças, eu sofria *bullying* por estar acima do peso, e, por isso, eu me sentia "diferente" – como se eu fosse meio deslocada. Por fora, eu aparentava alegria e estampava um sorriso no rosto, mas, por dentro, não tinha amor-próprio e sofria com problemas

---

* Saiba mais detalhes sobre Anita e sua história incrível visitando o *site* <www.anitamoorjani.com>.

de autoestima. Até que, por fim, aos 16 anos, a minha baixa autoestima resultou num transtorno alimentar.

Quando completei 19 anos, conheci meu ex-marido, que era lindo, e eu não conseguia acreditar que ele me achava atraente. Eu me apaixonei, e a vida começou a melhorar, mas eu ainda tinha problemas que precisava resolver. Acabamos noivando e nos casando. Ele era uma pessoa bondosa, mas tínhamos diferentes visões de mundo e, espiritualmente, eu sentia que não estávamos alinhados. Em retrospectiva, acho que eu me sentia presa, e comecei a sofrer períodos de depressão profunda.

Aos 33 anos, decidi que não poderia mais manter nosso casamento e abandonei meu marido. Tanto melhor: depois fiquei sabendo que ele já estava com outra pessoa. A separação desencadeou uma sequência de eventos e, num período de seis meses, voltei a ser solteira, perdi a casa, perdi o emprego, meu avô morreu e a minha vida financeira se tornou um caos. Incapaz de pagar minhas contas, voltei para a casa de meus pais. Sentia-me tão inferiorizada e não sabia como lidar com aquilo. Eu havia perdido toda a esperança. Pouco depois, alguém fez um comentário que senti que era a gota d'água e decidi dar um fim em minha vida. Juntei todos os comprimidos no armário de remédios e tomei. Em seguida, escrevi um bilhete e o deixei com as cartelas vazias embaixo do travesseiro, para serem encontrados só depois de eu estar morta. Chamei uma amiga e pedi a ela que me levasse à casa de outra amiga. Liguei para minha mãe naquela noite e falei que ia ficar com minhas amigas por uns dias. Ela não tinha motivos para desconfiar de nada.

A mente transcendente infinita

Não acreditei no dia seguinte quando acordei e ainda estava viva, então pedi para minha amiga me comprar mais uma caixa de comprimidos (obviamente, ela nem imaginava o motivo) e de novo tomei todos os comprimidos. Três dias depois eu ainda estava viva e não conseguia acreditar – mas a minha pele estava começando a coçar e eu estava tossindo a bile. Naquela noite, quase 72 horas após tomar o primeiro lote de comprimidos, falei com a minha mãe e tive um estalo. Contei à minha amiga o que eu fizera e ela me levou às pressas ao hospital. Exames de sangue foram realizados e o médico voltou com um olhar de horror no rosto. Minhas enzimas hepáticas estavam em 10 mil, quando deveriam estar em 40 mil e eu tinha mais de 20 mil miligramas de paracetamol em meu corpo. Eles não podiam fazer lavagem estomacal, pois muitos dias tinham se passado desde que eu havia ingerido os comprimidos, e meus órgãos estavam começando a entrar em falência. Fui levada a uma ala de observação com soro na veia.

Recordo que tive medo de queimar no inferno por ter cometido o pecado capital. Na mesinha de cabeceira, havia uma edição de bolso da Bíblia, e comecei a devorar o texto num ritmo que parecia alucinante. Na manhã seguinte, uma bela enfermeira de cabelo loiro platinado tocou meu braço e pronunciou apenas:

– Quando você sair daqui, leia o livro *Conversando com Deus*. – E depois saiu.

(Disseram para mim, depois, que o livro de Neale Donald Walsch entra em sua vida na hora mais necessária.)

Nessa fase, no entanto, eu ainda estava com medo e chamei o sacerdote de plantão para orar por mim. Ao chegar, ele me entregou uma pequena cruz de madeira. Na noite seguinte, eu tive o que eu só posso descrever como uma experiência de quase morte. Era noite e eu, empapada de suor, segurava a minha cruz de madeira. Eu tinha a sensação de estar cercada por seres espirituais, com os indicadores sobre os lábios, como se pedissem para eu ficar quietinha. Parecia que eu estava viajando em uma jornada pelo universo, de solavanco em solavanco, de dimensão em dimensão. No trajeto, vislumbrei, num lampejo, a minha trajetória de vida. Não foi numa ordem específica – foi uma confusão de cenas. Não achei aquilo uma experiência agradável e realmente parecia uma batalha pela sobrevivência. Por fim, atravessei sete dimensões e, de repente, fui engolfada por uma onda de alívio. Tive a sensação de ter "alcançado o sucesso" e realmente me senti em paz. Em seguida, lembro-me de que alguém começou a conversar comigo e disse que eu era forte, o que parecia irônico, considerando o que eu acabara de fazer. Fui informada de que ainda tinha um trabalho a desempenhar aqui no plano terreno e revelaram-me que, como seres humanos, nós temos a capacidade de nos curar física, emocional e espiritualmente por meio do amor. Foi-me demonstrado que nós todos somos um, todos estamos conectados. Disseram-me (para ser sincera, não sei quem) que eu poderia ser e fazer tudo o que eu quisesse.

Na semana seguinte, recebi alta do hospital, em boa saúde – um verdadeiro milagre, levando em conta o

A mente transcendente infinita

volume de comprimidos que eu havia ingerido. Também tive uma visão de que eu precisava ajudar a mudar o mundo, colaborando com os outros.[9]

Os indivíduos nos estudos de caso citados, embora profundamente inconscientes, estavam vivos quando tiveram a experiência. Embora esses casos exibam alguns acontecimentos extraordinários e inexplicáveis, como a recuperação milagrosa de Anita ou o senhor com paralisia cerebral que conseguiu abrir e fechar a mão, alguns céticos ainda sugerem que existe uma explicação lógica para a ocorrência das EQM e das EFC.[10]

Porém, há registros de pessoas que tiveram EQM enquanto estavam clinicamente mortas. Em uma entrevista com o autor do livro *Lessons in courage*, dom Oscar Miro-Quesada, fiquei sabendo que ele vivenciara duas experiências de quase morte. A primeira aconteceu em 1961, aos 10 anos de idade. Dom Oscar sofria de asma crônica na infância e, certa noite, logo após a mãe lhe dar um beijo de boa-noite e sair do quarto, dom Oscar se viu acordado e incapaz de respirar. Embora tentasse desesperadamente pedir ajuda, descobriu que era impossível se mover ou falar. Sentiu o mundo se fechando sobre ele à medida que seus batimentos cardíacos se enfraqueciam cada vez mais, até cessarem. Dom Oscar estava morto.

Nessa condição, ele conseguiu, de alguma forma, ouvir seu apelido (Castor) ser chamado de longe:

– Castor, Castor, volte! Precisamos de você.

Ele, então, teve a sensação de retornar para a cama e sentou-se, empertigado, em meio à completa escuridão. Enquanto recuperava a consciência, sentiu a presença indescritível de compaixão, graça, amor e cura. Ao fitar o breu, deparou-se com três formas de aparência humana, cada uma tendo por volta de 2 metros de altura e trajando longas vestes brancas. Comunicando-se telepaticamente com os três seres, dom Oscar reconheceu a própria e verdadeira essência e, embora soubesse que poderia ter escolhido não voltar, também sentiu que ainda não era a sua hora de morrer. Um dos seres, então, curou a asma de dom Oscar. Depois dessa cura, mais coisas sobre a vida dele foram reveladas, incluindo as funções que desempenharia, os relacionamentos que cultivaria e os professores que encontraria. Também lhe foi mostrada sua missão em vida, e ele soube que estava curado da asma para sempre.

A segunda EQM aconteceu quando dom Oscar tinha 33 anos de idade. Uma noite, em um estado de frustração, pegou a estrada com seu carro querendo acabar com a própria vida. Dom Oscar se envolveu num acidente de trânsito, e à medida que foi recuperando a consciência, percebeu que ainda estava no banco do condutor com sangue escorrendo da testa, a qual havia se chocado contra o volante. Embora não conseguisse ver nada, escutou vozes e sentiu pessoas apalpando seus bolsos, retirando alguns de seus pertences, incluindo a carteira. Escutou gente falando que ele estava morto. Ouviu, então, uma mulher (que vira os ladrões) gritar que alguém devia chamar a polícia.

Dom Oscar sentiu-se voltando à consciência e conseguiu ouvir o riso de criancinhas. Percebendo que o carro estava em um lugar diferente, muito longe de onde imaginava, dom Oscar começou a entrar em pânico, e foi então que ouviu uma voz na própria cabeça aconselhando-o a respirar bem fundo e relaxar. Ao seguir essas instruções, sentiu que se desprendia de seu corpo, deixando para trás

A mente transcendente infinita

toda a ansiedade e todo o sofrimento. Sentiu-se atraído para um túnel e viu imagens de sua filhinha vivendo sem ele, além de ver também seus pais ajoelhados. Em seguida, foi-lhe mostrado outro lugar, que ele descreveu como o paraíso. Nesse lugar repleto de amor, não havia sofrimento. Dom Oscar percebeu que essa era uma escolha.

Foi então que ele conheceu um ser que lhe explicou o que estava acontecendo: dom Oscar morrera e podia escolher se queria ficar ou voltar para sua comunidade humana, que ainda precisava dele. Ao ser indagado sobre seu conceito de Deus e se achava ser possível permanecer em paz, independentemente das circunstâncias externas, dom Oscar reconheceu que não fazia diferença estar vivo ou morto, pois tudo fazia parte da rede universal. Nesse grande oceano cósmico, todas as pessoas eram passageiras.

Assim, dom Oscar optou por retornar ao próprio corpo e, ao fazer isso, soube que, no âmbito terrestre, estava sendo dado como morto. A polícia havia jogado uma manta sobre o seu corpo e o conduzido à delegacia. Embora não tivesse certeza de quanto tempo havia transcorrido, sentiu que reentrava em seu corpo, com o fluxo de sangue normal sendo restaurado. Ele se lembra da manta caindo quando ele se sentou e de todos na sala surpresos com o fato de ele estar vivo.[11]

Em 2001, a revista *The Lancet* publicou um estudo sobre EQM em sobreviventes de parada cardíaca. O artigo era um estudo prospectivo* realizado na Holanda pelo

---

* Um estudo prospectivo é um estudo que progride com o tempo. Identifica um grupo de pessoas e as acompanha durante um período para ver se ocorrem resultados dignos de nota.

O Poder da Mente | Sunita Pattani

dr. Pim van Lommel e sua equipe. O estudo constatou que 18% das pessoas tinham recordações a partir do momento de sua morte clínica e que, desses pacientes, 12% tiveram uma EQM central.* Também foi constatado que os indivíduos que haviam passado por uma EQM tornaram-se mais empáticos, a maioria deles perdendo o medo de morrer e acreditando em uma vida após a morte.[12]

É importante explorar as EQM em sobreviventes de parada cardíaca por causa das mudanças fisiológicas pelas quais as pessoas passam durante esse processo. Uma parada cardíaca ocorre quando o coração para de bater. O indivíduo, então, perde a consciência em poucos segundos; a respiração e o fluxo sanguíneo para o cérebro são interrompidos. Cerca de 10 a 15 segundos depois, a atividade elétrica do cérebro cessa e, portanto, o cérebro deixa de funcionar. Em uma entrevista a Lilou Mace, o dr. Pim van Lommel postulou:

> Ainda existe a suposição de que a consciência é um produto da função cerebral. Por isso, quando os pacientes têm uma parada cardíaca e o cérebro deixa de funcionar por cerca de 10 a 15 segundos, não deveria ser possível que os pacientes tivessem experiências conscientes e recordações. Afinal, as estruturas que sustentam esses tipos de experiências já não funcionam, pois não há fluxo sanguíneo para o cérebro.[13]

---

* Pesquisando uma série de estudos de caso, o dr. Raymond Moody delineou um conjunto comum de elementos que podem ocorrer durante uma EQM – independentemente de gênero, idade ou cultura. Esses elementos são chamados de "experiências centrais".

A mente transcendente infinita

Em outro estudo de caso publicado no *site* da Associação Internacional de Estudos de Quase Morte, um indivíduo anônimo relatou:

> Após conviver três dias com sintomas de gripe, percebi que eu não estava melhorando e tentei buscar ajuda onde trabalhava. Eu estava sozinho em Londres. Ao chegar ao trabalho, imediatamente chamaram um táxi, que me levou à emergência do hospital mais próximo. Desmaiei logo ao entrar no prédio e despertei horas mais tarde, em uma ala de isolamento. Várias enfermeiras estavam me lavando com água gelada e me forçando a beber água gelada. As janelas estavam escancaradas em pleno inverno. Um médico chegou e mandou que parassem, pois eu estava morto. Imediatamente, o meu espírito deixou meu corpo, olhei para baixo e observei do alto toda a cena. Percebi que as enfermeiras tinham desafiado o médico; ele saiu da sala batendo a porta atrás de si.
>
> Quase na mesma hora, comecei uma impressionante descida em espiral por um túnel escuro rumo a uma luz incrivelmente brilhante, de uma espécie que nunca vi antes nem depois. Fui parar num local belíssimo e fui recebido por minha mãe, que falecera dois anos antes. Ela me contou que estávamos no céu e começou a me apresentar aos familiares que tinham morrido sem que eu os tivesse conhecido. Ali havia uma luz tão brilhante que eu não conseguia olhar. Após uns 20 minutos, apareceu um homem que eu não conhecia e me disse:
>
> – Não é sua hora ainda, você tem que voltar.

O Poder da Mente | Sunita Pattani

Voltei pelo mesmo caminho, desta vez na escuridão. Quando reentrei em meu corpo, passei por muito sofrimento. Fiquei inconsciente por uns três dias. Quando, enfim, recobrei os sentidos, contaram-me que eu sofrera pneumonia bilateral e sobrevivera a uma febre de mais de 42°C. Afirmaram que até então ninguém havia sobrevivido a uma temperatura corporal tão alta. Após duas semanas no hospital, fui transferido a uma casa de convalescença por mais duas semanas.

Lembro-me desses acontecimentos com tanta clareza que é como se tivessem acontecido ontem. Contei a minha história a muita gente, e algumas pessoas declararam que o meu relato lhes trouxe grande conforto.[14]

Deficientes visuais que sofreram uma experiência de quase morte também formam outro grupo fascinante de pessoas a ser investigado. Um estudo publicado no *Journal of Near-Death Studies* (1997) procurou explorar as EQM e EFC em pessoas cegas. O estudo conduzido por Ring e Cooper constatou que as EQM também ocorrem em pessoas cegas, e que esse grupo tende a experimentar os mesmos elementos vivenciados por pessoas com visão normal. Os elementos, dentre outros, incluíam: flutuar por um túnel, separar-se do corpo físico e encontrar a luz.

Surpreendentemente, o estudo também constatou que 80% dos entrevistados afirmaram que tiveram impressões visuais durante a EQM ou a EFC, e que, muitas vezes, forneceram descrições detalhadas e precisas das imagens que teriam "visto". No entanto, ao serem indagados com mais detalhes sobre a natureza da "visão" durante as EQM,

A mente transcendente infinita

verificou-se que os cegos não só experimentam a visão como a conhecemos, mas também descreveram ter acesso a uma espécie de conscientização hipersensorial:

> Em suma, descobrimos com nossos entrevistados que, embora as experiências deles possam, às vezes, ser expressas em uma linguagem de visão, uma leitura detalhada de suas transcrições sugere algo mais próximo de uma percepção sinestésica multifacetada, a qual parece envolver muito mais do que uma visão física. Não queremos dizer, com isso, que, como parte dessa conscientização, não possa haver também algum tipo de imagem pictórica; queremos dizer apenas que ela não deve ser analisada, de forma simplista, como a visão na forma como a entendemos normalmente.[15]

O estudo realçou que, embora os cegos talvez não tenham "enxergado" da maneira que normalmente entendemos a visão, eles parecem ter experimentado algum tipo de conscientização hipersensorial expandida. Com base nesse achado, os pesquisadores argumentaram que os cegos, assim como outras pessoas que experimentam EQM e EFC, entraram em conscientização transcendental – estado de consciência geralmente não experimentado no estado normal de vigília.

Esse estudo é particularmente interessante porque os entrevistados parecem ter experimentado o sentido da visão durante as EQM. O próprio estudo inclui alguns estudos de caso fascinantes que os autores conseguiram corroborar da melhor maneira possível.

Incapaz de transmigrar

O indivíduo que compartilhou a experiência a seguir preferiu permanecer anônimo, e, por conta disso, vou chamá-lo de "J." ao longo dos parágrafos.

Em 2002, J. e alguns de seus parentes tiveram, em primeira mão, a experiência de testemunhar o mundo espiritual.* J. pertencia à fé hindu e, como já mencionei, os membros da fé hindu acreditam que a alma continua viva após o corpo morrer. Quando um membro da fé hindu falece, certos rituais e cerimônias são conduzidos para garantir que a alma desse indivíduo transmigre com facilidade.

Nesse caso em especial, o tio de J. falecera em 1984. Dezoito anos mais tarde, durante uma sessão religiosa, a família foi informada de que a alma do tio não havia transmigrado apropriadamente, pois as cerimônias não tinham sido conduzidas como deveriam. J. recordou:

> Em 1984, o irmão mais velho do meu pai faleceu. Ele se afogou no mar perto da aldeia onde morava. Sem demora, eles (os familiares) fizeram os ritos de passagem do falecido, mas, por algum motivo, não haviam se preparado de modo adequado. O filho mais velho estava viajando e havia alguns assuntos inacabados. Para muitos hindus, quando se morre, deve haver um processo de transição.

---

* Deve-se frisar que este relato não é apenas uma recordação de um evento acontecido há dezoito anos. O caso foi documentado por J. em seu diário pessoal no dia em que aconteceu, trecho ao qual eu tive acesso e li com meus próprios olhos. Também falei separadamente com os outros presentes.

A mente transcendente infinita

Mas quando esse processo não é conduzido corretamente, há boas chances de que a alma não transmigre de modo apropriado. Então, ela tenta chamar a atenção da família para que a cerimônia seja conduzida corretamente.

De qualquer forma, o funeral havia sido feito. Agora, avancemos até 2002: a cada semestre, realizamos uma sessão em que podemos convocar uma de nossas semideusas. Nós a chamamos de "Kur-Devi", e ela protege a nossa comunidade. É possível invocá-la a qualquer hora que for necessário e, em geral, ela é trazida por meio de um "canal". Canalizamos, então, a energia da semideusa e ela trouxe uma mensagem especial a meu pai. A mensagem foi: "O seu irmão mais velho ainda está aqui. Ele está preso e não consegue transmigrar. Exige que você venha e conclua os ritos finais para ele.".

A propósito, a pessoa que canalizou a deusa não sabia sobre o meu tio. Na verdade, não conhecia nada sobre a nossa família. Parece que, em todo o período entre 1984 e 2002, o meu tio falecido estivera se interpondo em vários assuntos. Por exemplo, o outro irmão do meu pai que morava na Índia estava tentando se mudar para os Estados Unidos e não conseguia o visto. Além disso, os negócios da família estavam indo por água abaixo. Meu tio não queria ser vingativo, mas chamar a atenção da família, pois sabia que eram espirituais e que, em algum momento, procurariam conselhos pelas coisas que estavam dando errado, afinal já haviam feito isso no passado. Curiosamente, desta vez a família não buscou aconselhamento – não pensou em questionar essas coisas.

61

O Poder da Mente | Sunita Pattani

Assim, em 2002, fomos a um templo muito antigo chamado Somnath. As fundações de tal templo remontam à época de Mahabharata, ao tempo de Krishna – estamos falando de mais ou menos 5000 a.C.! Parece que existe um centro de energia no local, se é que isso faz sentido. Afinal, muitas pessoas vão até lá para realizar os ritos finais de seus parentes mortos. Quando se está lá, é possível escutar sacerdotes canalizando espíritos ou sons de devastação em alguns dos cômodos. Na verdade, era um pouco perturbador.

Começamos a cerimônia bem cedo – por volta das 6 horas. Consistia em um chamado inicial, uma convocação e um apaziguamento. A parte de apaziguamento da cerimônia ocorre quando você faz a sua oferta aos vários semideuses, que então permitem que o espírito se apresente e faça-se ouvir. Isso tomou a maior parte da cerimônia, que durou cinco ou seis horas. Depois, ficamos todos ali sentados, meditando, esperando que meu tio viesse – mas não tínhamos certeza por intermédio de quem, se pelo sacerdote ou por outra pessoa. Um tempinho depois, vi o outro irmão mais velho de meu pai começando a se balançar para a frente e para trás, como se estivesse relaxando para ver se conseguiria canalizar seu irmão falecido. A essa altura, uma das filhas dele (minha prima) percebeu que o pai dela poderia estar entrando em transe e o trouxe de volta, pois a saúde dele não era das melhores.

Na verdade, dois médiuns de Mumbai estavam ali conosco. Eram independentes e não conheciam a família. Não sabiam o que havia acontecido. Eram

A mente transcendente infinita

marido e mulher. Então, após a tentativa do espírito de se expressar através de meu tio, ele passou ao médium do sexo masculino, porém não ficou nele por muito tempo. Mas a esposa soltou o cabelo. Dizem que o cabelo solto funciona como um portal aberto para o espírito entrar. Logo após ela soltar o cabelo, lágrimas começaram a escorrer pelos seus olhos, e ela começou a soluçar incontrolavelmente – e essa era a energia dele (do meu tio). Em meio ao choro, ele explicou que havia chegado e recebido todas as ofertas, e que estava feliz, que enfim poderia transmigrar. Todos nós, então, prestamos nossas honras a ele, e cada um dos irmãos falou com ele.

Embora meu pai e seus irmãos estivessem muito satisfeitos com o resultado, o sacerdote interrompeu e perguntou ao espírito:

– Espere, não vá. Quem é você?

E o espírito respondeu à pergunta. O sacerdote então pediu que ele provasse que era meu tio e fez perguntas do tipo:

– Como você morreu? Onde você morreu? Com quem você estava? O que realmente aconteceu naquele dia?

Primeiro, o meu tio se recusou a responder. Alegou que a regra dos espíritos era não influenciar o destino de qualquer outra pessoa, por isso não estava autorizado a dar tantas informações.

No final, nós o convencemos, explicando que não podíamos deixá-lo ir sem saber se tínhamos feito as ofertas para a pessoa certa. O espírito do meu tio, em seguida, informou exatamente o dia e a hora em que havia morrido, e também quem estava com ele e como foi arrastado pelo repuxo, não conseguiu nadar e se afogou. Depois nos agradeceu e disse que lhe devíamos um copo de água. Ele nos avisou que, tão logo lhe déssemos o copo de água, ele poderia ir.

Quando estávamos prestes a lhe dar a água, o sacerdote interveio de novo e disse a seu assistente para ir pegar água do mar, que não era apta ao consumo humano. O sacerdote estava querendo se certificar de que o canal, que realmente bebeu todo o copo de água e permaneceu inalterado, estava em transe de verdade.

Então o espírito do meu tio pôde transmigrar. Pouco depois, a semideusa reapareceu e disse que agora podia vê-lo transmigrando corretamente. Foi uma experiência bastante assustadora para mim, mas não deixou nenhuma dúvida em minha mente sobre o poder de certos rituais esperados pelo indivíduo falecido. Além disso, pouco depois, as coisas começaram a dar certo para o meu pai e seus irmãos. O irmão mais velho dele enfim conseguiu se mudar para os Estados Unidos.[16]

Experiências de morte compartilhadas

Enquanto conduzia minhas pesquisas, também me deparei com experiências de morte compartilhadas. Isso acontece quando um indivíduo está intimamente ligado a uma pessoa em vias de morrer e compartilha com ela uma EQM. Jeremy McDonald, autor de *Peace be still*, teve uma experiência de morte compartilhada com sua mãe no dia em que ela faleceu. Jeremy relatou:

A mente transcendente infinita

Alguns dias antes do Natal, descobrimos que a minha mãe tinha câncer no colo do útero. Só ficamos sabendo em 7 de janeiro de 2012 que ela não ia sobreviver e que o câncer, na verdade, já estava no estágio 4. Em 9 de janeiro de 2012, ela faleceu.

O que torna isso excepcional? Dois anos antes de morrer, ela teve um ataque cardíaco e passou por uma EQM. Ela sobreviveu ao ataque cardíaco e voltou porque, durante essa EQM, um anjo se aproximou e a avisou que a hora dela ainda não chegara, e que ela ainda tinha trabalho a fazer. Nos dois anos seguintes, minha mãe resolveu todos os assuntos que precisava resolver para que conseguisse ter uma transição de paz, incluindo nosso relacionamento. Tínhamos um bom relacionamento, mas éramos muito codependentes e, nesses dois anos, evoluímos de mãe e filho para dois amigos.

Minha mãe era enfermeira de pacientes terminais. Na véspera de sua morte, fui informado de que não deveria me ausentar, pois as outras enfermeiras achavam que ela não sobreviveria. Segurei, então, a mão dela a noite toda e passei por todas as coisas normais pelas quais se passa quando um membro da família está em transição. Por volta das 5 horas, eu me deitei no sofá do quarto e caí no sono. Acordei porque o pessoal do hospital colocou bandeirolas no quarto. As enfermeiras e os colegas que a amavam tinham distribuído, literalmente, uns doze buquês de rosas.

Pensei em como as bandeirolas batiam na parede... *clap, clap, clap...* quase como se fossem um ventilador funcionando. De súbito, eu a ouvi dizer:

– Jeremy, se você vai me dar adeus, precisa levantar e se despedir agora.

Em minha mente, lembro-me da experiência com clareza: era como se eu fosse adolescente de novo e minha mãe estivesse me acordando para ir à escola ou alguma coisa assim. E eu respondi, em minha mente:

– Sim, sim, sim... já vou.

Bem nesse instante, a secretária de minha mãe bateu na porta porque queria se despedir dela, e nisso eu acordei. Também falei "Adeus" e voltei a me deitar. Cinco ou dez minutos depois, senti que estava levitando de meu corpo – como se eu estivesse sendo içado para fora dele.

O que me trouxe de volta ao meu corpo foram as enfermeiras realmente me dando batidinhas no ombro e dizendo:

– Sr. McDonald, a sua mãe acabou de falecer.

Assim, acordei e fiquei ali sentado, falando comigo mesmo:

– Mãe, você não vai conseguir ler o meu livro.

De súbito, escutei uma resposta em minha cabeça:

– Querido, fui eu que ensinei a você tudo o que está nesse livro.

Era a voz dela. Ela estava sentada ao meu lado como se nunca tivesse ido embora. Fiquei ali sentado no quarto por um tempo. Escovei os dentes e tive uma longa conversa com ela.

Dias depois, tive outra experiência. Eu estava tomando uma ducha e senti o espírito dela entrando em meu corpo e a escutei dizendo:

A mente transcendente infinita

– Esta é a sensação de estar no céu, a sensação de estar com Deus.

Perdi o controle sensorial de meu corpo – pareceu uma eternidade, mas, na verdade, aquilo talvez tenha durado 5 ou 10 segundos. Eu sentia que o meu corpo estava lá, mas toda a dor, toda a ansiedade e todo o diálogo interno habitual haviam desaparecido.

Algumas pessoas se referem a isso como quietude. A melhor maneira de descrever a experiência é como se eu fosse o oceano inteiro. Senti-me tão extasiado e animado que pensei: "Uau, esta é a melhor sensação que já experimentei em minha vida, todo mundo tem que experimentar isso", e ela me disse, "Só quando estiverem prontos, Jeremy". Depois, a minha mente se desligou daquilo.

Minha mãe queria me dar um vislumbre de como era sentir o fluxo do universo... de como era sentir Deus. Isso tinha a ver com Deus não fazer qualquer juízo, e com o cosmos não ter quaisquer barreiras ou limitações. Ela estava tentando me dizer que, embora tivesse experimentado a morte, ela ainda estava muito viva.[17]

Experiências fora do corpo

Se, por um lado, a experiência fora do corpo (EFC) pode ocorrer como parte de uma experiência de quase morte, também pode ocorrer isoladamente. De acordo com o *Dicionário Oxford*, uma EFC é "a sensação de estar fora do próprio corpo, em geral, flutuando e sendo capaz de observar a si mesmo de certa distância". Mercedes Leal, autora de *The miracle code: your illuminating bridge to love freedom celebration,* compartilhou a experiência dela:

> Em 1982, tive a minha primeira EFC. Eram 3 horas, eu havia acabado de conferir a hora no relógio. Naquela época, costumava despertar de madrugada inexplicavelmente. De súbito, me encontrava num lugar diferente. Não havia túneis e não havia luz. Num instante, eu estava em minha cama e, no instante seguinte, nesse outro paraíso de amor. O que me surpreendeu nesse lugar foi a personalidade da natureza, porque eu estava em meio à grama e às árvores, e essas plantas me deram boas-vindas com muito mais devoção, alegria e hospitalidade que os seres humanos, à exceção de minha santa mãe e de outras pessoas de mesma estirpe.
>
> As gavinhas das folhas jovens das árvores se curvaram para baixo, alegremente, para afagarem meu cabelo como se fossem criancinhas de um ano, à medida que eu deslizava sob a sombra delas. Eu não conseguia me enxergar, mas sentia as imagens energéticas de minha forma humana. Essas folhinhas brincalhonas davam risinhos doces e eu conseguia ouvir e sentir a alegria delas em me ver. Também senti alegria por estar com elas e ergui a mão para retribuir as carícias, de modo suave e igualmente amável.
>
> O tronco era masculino e me protegia de um jeito robusto e paternal, enquanto os ramos e as folhas mais velhas cuidavam de mim com atenção maternal. Era como se toda a família estivesse interconectada por

A mente transcendente infinita

uma árvore, e todas as partes me amassem muito e me acolhessem como parte de seu mundo botânico. Senti-me mais em casa ali do que no apartamento terreno que eu havia deixado para trás. Eu queria tanto ficar. Pensei também que amara profundamente a minha mãe e a minha filha, mas, naquele magnífico Jardim do Éden, o amor pulsava em um nível totalmente novo, um nível de aceitação plena e devocional. Logo percebi que pouca gente conheceria o que era o verdadeiro amor. Era muito, muito maior do que qualquer coisa que eu já havia conhecido, e nada na Terra importava mais.

A grama ofereceu as mesmas boas-vindas, como se cada lâmina foliar me conhecesse e me amasse há eras. Parecia o começo do anoitecer, pois havia uma penumbra no cenário, mas eu ainda conseguia enxergar tudo com clareza, e, ao longe, o horizonte. Corri o olhar ao redor e, em todos os lugares, vislumbrei o mais puro e mais pacífico amor divino. Não havia nada dessa tal "dualidade" de que as pessoas falam: só havia um amor puro, devocional, que aceitava todos, altruísta e alegre. Só havia as boas-vindas mais calorosas. Eu sabia que estava em casa. Senti o desejo intenso de permanecer.

Então, ao longe, avistei uma mulher que reconheci instantaneamente, por meio de conexão telepática. Era a minha tia, irmã de minha mãe, que eu nunca tinha visto nem nunca tinha ouvido falar e, mesmo assim, na mesma hora, tive a certeza de sua identidade. Imediatamente, ao perceber que eu queria saber mais sobre ela e que eu estava invadindo o espaço dela, minha tia ergueu uma muralha invisível entre nós que me dizia que eu havia ido longe demais. Pude sentir a preocupação dela quando me disse, telepaticamente, que eu "deveria voltar" e que aquela não era a "hora certa".

Encarei minha tia com determinação e respondi que ia ficar porque eu amava a minha verdadeira casa. Essa acirrada conversa mental continuou por um tempo breve e eu pude sentir a preocupação dela aumentando, como se ela temesse por mim de alguma forma. A intenção dela era me proteger; mas ela não teve como me impedir de ficar. Parecia que eu superava seus modos afáveis e gentis, e isso soou naturalmente fácil; mas meu castigo estava próximo. Ela não havia sido mais fraca do que eu, mas apenas mais graciosa. Eu era a invasora bárbara e espiritual, e o verdadeiro poder dela em breve anunciaria a minha definitiva, embora amável, dispensa.

Senti que a minha tia estava alarmada e agitada com a minha presença e pedia ajuda telepaticamente de um ponto atrás e acima de mim, à minha direita. Ela havia passado por cima de minha cabeça, literalmente; e, embora eu a estivesse observando e sentindo o amor envolvente do ambiente ao meu redor, de repente senti esse mesmo amor poderoso ampliar-se milhões de vezes onde o olhar dela havia se concentrado. Senti que aquela paixão quente e cintilante se transformava num farol mágico, tangível e brilhante, intensificando-se à minha direita, logo atrás de mim, o local em que se concentrava o olhar fixo de minha tia. Parecia que algo especial tinha sido trazido à tona por ela.

Nisso, incapaz de conter minha curiosidade, virei-me e me deparei com um colossal conjunto de fontes ovais

A mente transcendente infinita

de luz, brilhando em minha direção, alcançando uns 6 metros de altura. Quanto mais perto do interior da fonte, mais intensa era a luz; quando eu ergui o olhar para encará-la, embora não conseguisse enxergar olhos, eu me senti hipnotizada visual e emocionalmente pelo amor dessa entidade, que se expandia e se expandia, cada vez mais, até conseguir me tocar, entrar em minha alma e dominar todo o meu espaço pessoal.

Avistei, em meio àqueles gigantescos brilhos ovais, a forma de um rosto esplendorosamente iluminado e uma forma humana sem feições, com cerca de 2,5 a 3 metros de altura, em um manto brilhante de luz que atingia o chão. Era a iluminação mais pura, mais alva, mais fulgurante e mais potente.

Era a energia mais magnífica e notável que se apresentava diante de mim. À medida que essa entidade luminosa foi se curvando para mim, tive a sensação de absorver aquela luz, até todo o meu ser se tornar brilhantemente iluminado. Enquanto o meu corpo se tornava parte dessa mesma luz, fundi-me com aquele vulto à minha frente até nos tornarmos uma coisa só. Senti essa luz em mim e depois fiquei cada vez mais acesa na medida em que eu ficava mais e mais brilhante em termos de iluminação, e uma empolgação fascinante começou a se desenvolver à proporção que eu era apresentada a todos os diferentes tipos de amor que existem: o amor por um parceiro romântico, o amor pelos pais, o amor pelos filhos, o amor pelos irmãos e amigos. Fui apresentada a todos os tipos de amor em camadas até todos se fundirem em uma fonte colossal, pulsante e brilhante de pureza devocional. Essa empolgação aumentou até alcançar o êxtase e continuou a se intensificar. Achei que aquilo nunca iria parar e adorei. Era uma emoção extraordinária e inenarrável. Foi a experiência mais glorificante que eu já tivera em minha vida e é difícil encontrar palavras para descrevê-la, pois não existe nada que sequer se aproxime disso. Essas palavras primitivas são frustrantes.

Quando esse êxtase se elevou para o mais agudo, mais apaixonado – ainda que plenamente casto – auge de felicidade, de súbito eu percebi que estava fitando o rosto do Criador Supremo, e, ao me dar conta disso, aconteceu a erupção final do amor mais brilhante e devocional, um empoderamento luminoso e espiritual num lampejo que pareceu me acender o suficiente para preencher o universo com adoração iluminada. Naquele ápice de felicidade gloriosa, recebi todas as mensagens importantes sobre a minha vida. Fui comunicada das expectativas que tinham sobre mim. Fui comunicada dos deveres que eu tinha para com a minha mãe e minha filha, os quais eu "ainda não tinha cumprido" e que eu *precisava* voltar". O Ser, então, me olhou com extraordinária ternura, e percebi que ele mostrava algo inesperado. A aura de um bom humor mais intenso e fulguroso. E me falou que "seja lá" o que eu fizesse, "sempre seria amada". Tudo o que eu aprendi na catequese dominical se dissolveu naquele momento. Senti-me libertada das amarras da religião. Fui libertada para voar e amar sem os limites definidos pela expectativa de reciprocidade. Eu sabia que nunca experimentaria um amor maior do que esse.

A mente transcendente infinita

Não havia dúvidas de que o ser era primordialmente uma energia paternal, profundamente compreensivo e amoroso, mas a adoração para mim era de uma ternura tão carinhosa quanto a de uma mãe. Eu nunca conhecera tanto amor nem tanta felicidade e, com sua doce mensagem final de que eu "precisava voltar", senti que estava me movendo para trás. Em uma fração de segundos, estava de novo em minha cama. Nunca mais vi minha tia, mas fiquei muito curiosa sobre ela. Se ela tivesse existido, confirmaria que eu tivera uma verdadeira jornada extracorporal, e não apenas um bom sonho.

Na manhã seguinte, estava ansiosa para contar minha experiência à minha mãe. Ela escutou, animada, até que cheguei na parte sobre sua irmã e, em seguida, afastou-se de mim. Ela se recusou a discutir ou confirmar a existência da tia que eu tinha visto. Foi um grande revés, mas tive que esperar, por muito e muito tempo, uma resposta dela em relação a essa experiência revolucionária em minha vida. Nesse meio-tempo, minha vida pessoal e profissional, meus trabalhos e meus amores melhoraram de modo fenomenal, e novas habilidades de cura, clarividência e telepatia evoluíram naturalmente, surpreendendo a mim e àqueles que começaram a se beneficiar deles. Também comecei a conhecer pessoas maravilhosamente mágicas.

Somente uma década depois minha mãe me convidou uma tarde para me sentar com ela, porque achava que sua vida estava chegando ao fim. Fiquei triste, mas ela queria que eu soubesse a verdade sobre essa raríssima experiência e a história da mãe dela no xamanismo, que ninguém nunca compartilhara comigo. Foi uma grande reviravolta.

Minha mãe me contou que tinha 6 anos de idade quando a mãe dela a enviou, junto com as demais irmãs, a um convento católico em regime de internato. Avisou que, pelos próximos seis anos, elas não receberiam visitas dos pais que moravam em outro país, nem visitariam a casa dos pais. A minha mãe prosseguiu, revelando que tinha tido uma irmã dois anos mais velha do que ela que realmente cuidara muito bem dela – quase como uma mãe substituta –, mas que a irmã ficara doente aos 14 anos e morrera dois dias depois. Com o coração partido, minha mãe me explicou que a dor da morte de sua irmã foi tão forte que ela nunca superou aquele falecimento. Simplesmente enterrou aquilo profundamente para evitar enfrentar a perda de sua irmã favorita.

Em seguida, minha mãe continuou a história, informando que a senhora que eu havia encontrado e descrito durante minha experiência era, de fato, sua falecida irmã. Ela me contou que nem o meu pai sabia da existência daquela irmã porque não havia contado a ninguém sobre ela.

Considerando que nenhum de nós sabia sobre a irmã, esse reconhecimento de minha mãe serviu de confirmação para mim e para ela de que eu não tivera apenas um sonho, mas que havia viajado a algum lugar muito especial, além da realidade humana. Aquilo confirmava que a vida continuava além da "morte". Mais tarde, usei o termo "Deus" como uma maneira fácil de ajudar as pessoas a compreenderem a experiência; mas a figura

A mente transcendente infinita

que eu vi não tinha nome. Eu apenas *soube* com absoluta certeza que Ele (no masculino porque a paternidade foi o gênero dominante que senti) era o Criador mais soberbamente mágico de tudo o que está no meu mundo. Também soube que o pico mais alto e vibracional da adoração divina, não do mero amor, é o que nos une à sua luz libertadora e empoderadora e nos transforma em sua imagem radiante, magnética e alegre.

Isso dissolveu toda a minha catequese dominical e todas as minhas visões religiosas. Percebi que não havia nenhum julgamento, nenhum fogo, inferno e danação, e o Criador é o ápice da luz mais pura, mais miraculosa e brilhantemente orientadora, tolerante e alegremente devocional.

Agora, sempre que quero, consigo revisitar essa imagem e esse lugar mágicos. Encaro a vida não em termos de encarnações efêmeras, humanas, mas como um *continuum* perpétuo de aprendizagem, a fim de adquirir a potência crescente da luz por meio de uma adoração divina, cada vez mais intensa, por tudo o que existe.[18]

A experiência de Mercedes já é fascinante por si só e também de um ponto de vista objetivo, em especial porque a mãe dela foi capaz de confirmá-la parcialmente. No entanto, não acabou por aí. Embora Mercedes não queira revelar o que me contou mais tarde, posso afirmar que essa experiência desempenhou um papel essencial num evento que vivenciou anos mais tarde.

Os indivíduos que entrevistei para este livro tinham histórias incríveis para as quais, muita gente diria, não existem quaisquer explanações lógicas. Em sua entrevista a Lilou Mace, o dr. Pim van Lommel fez uma observação interessante sobre os fenômenos de EQM e EFC:

> Eu nunca, jamais, tento convencer as pessoas... no início, também relutei a acreditar, mas, com o tempo, minha curiosidade científica mudou e formei um conhecimento interior de que a verdade era essa. Só existe consciência, e todos os nossos aspectos físicos são apenas aspectos temporários de quem somos.[19]

Minha própria jornada também me levou a uma conclusão semelhante. Não estou aqui para convencer ninguém de que as EQM e as EFC são reais. Por meio da conexão com pessoas que tiveram tais experiências, e também da conexão com os médicos que se depararam com esses casos, eu concordo com o fato de que existe um conhecimento interiorizado em nós de que essas experiências são verdadeiras.

Um dos motivos pelos quais Susan, a cliente que citei no capítulo anterior, veio me procurar foi o fato de ela estar achando muito difícil lidar com o falecimento da mãe. Susan me contou que achava isso difícil porque, embora no fundo ainda sentisse às vezes a presença da mãe, o conceito de morte a deixava constrangida. Assim, em sessões conjuntas, começamos a explorar aspectos da mente transcendente e compartilhei com ela alguns dos estudos de caso que havia analisado, além de algumas pesquisas que têm sido realizadas nesse campo. Susan comentou que esse processo realmente a ajudou porque também englobou a fé religiosa dela. Acreditava que os seres humanos empreendiam uma

A mente transcendente infinita

jornada para se tornarem um só com o seu Criador, para se tornarem inteiros outra vez.

Embora insegura sobre a morte, havia uma parte de Susan que acreditava que um aspecto de nós transmigrava após a morte, mas ela não costumava conversar sobre isso com ninguém. O estudo sobre os aspectos da mente transcendente fez Susan entrar em contato com pesquisas e estudos de caso que nunca havia analisado e, ao fazer isso, encontrar uma sensação de paz, um conhecimento interior de que estávamos todos conectados de alguma forma e que precisávamos trabalhar nosso perdão e compaixão.

Outro de meus clientes acabara de fazer 25 anos e veio me consultar porque sofria de ansiedade. Durante as sessões, veio à tona que ele sofria de medo da morte, já que, ao longo dos anos, havia perdido alguns membros da família e amigos. Crescera em uma família que acreditava que a morte marcava o final da existência de um indivíduo e que nada mais existia. Embora não julgasse a própria família, contou que uma parte de si não conseguia simplesmente aceitar o fato de que a morte era o fim de tudo. Percebeu que a ansiedade era o resultado da incapacidade dele em expressar pensamentos e sentimentos aos outros. Esse era um tema delicado para ele, que não queria perturbar as pessoas ao seu redor. Porém, tão logo começou a explorar outros pontos de vista sobre a morte e o processo de morrer, a ansiedade dele foi se dissipando.

Independentemente de idade, sexo ou cultura, pessoas do mundo inteiro relataram ter vivenciado EQM ou EFC – e muitos desses indivíduos experimentavam os elementos centrais que o dr. Raymond Moody mencionou em seus livros.* Embora alguns indivíduos continuem procurando por uma explicação alternativa, não podemos ignorar a ocorrência de certos fatos milagrosos.

Também há relatos de indivíduos que passaram por EQM e experimentaram alterações psicológicas e fisiológicas. Por exemplo, de acordo com P. M. H. Atwater, cerca de 80% dos indivíduos que vivenciam EQM mudam de comportamento. Tornam-se mais espirituais do que religiosos, perdendo, por consequência, o medo da morte e desenvolvendo um senso de atemporalidade.[20]

Tais indivíduos reconhecem uma verdade mais profunda e conseguem se lembrar diretamente de suas experiências com a mente transcendente infinita. Em sua maioria, já não precisam mais de validação externa, pois a própria experiência subjetiva permanece forte internamente. Entretanto, para aqueles de nós que ainda não experimentaram uma EQM ou EFC, considerar a possibilidade de uma mente transcendente infinita e onipresente pode nos proporcionar uma cura emocional mais profunda. Questionar quem realmente somos em nosso âmago e o propósito de nossa vida no esquema mais grandioso das coisas pode ser exatamente o que nos falta para levarmos uma vida mais pacífica, compassiva e flexível.

---

* Se quiser saber mais sobre o dr. Raymond Moody e o trabalho dele, visite o *site* <www. lifeafter-life.com>.

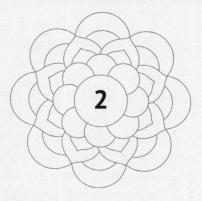

A mente transcendente interconectada

> Todas as diferenças neste mundo são de magnitude,
> e não de espécie, pois a unidade é o segredo de tudo.
> Swami Vivekananda

Em 1971, Edgar Mitchell, o astronauta da *Apollo 14*, teve uma epifania enquanto retornava da Lua. Observando a Terra pela janela, experimentou um profundo senso de interconectividade:

> Estávamos girando a cada dois minutos para manter o equilíbrio térmico no módulo de comando. Por isso, a cada dois minutos, eu via a Terra, o Sol e a Lua e um panorama de 360° do firmamento de um modo que eu nunca vira antes. Aquela visão era magnífica, em especial por estarmos no espaço, onde o firmamento

é dez vezes mais brilhante, e as estrelas, dez vezes mais numerosas do que é possível ver da superfície da Terra, devido à interferência da atmosfera. Mas algo em minha percepção ampliou a magnificência de tudo aquilo: a compreensão de meus estudos de doutorado em Astronomia em Harvard e no MIT, a compreensão de que toda a matéria em nosso universo é criada em sistemas estelares. Portanto, a matéria em meu corpo, a matéria em nosso módulo de comando, a matéria corporal de meus parceiros são produtos das estrelas, algo que podemos chamar de "poeira estelar" – somos feitos de poeira estelar, e, nesse sentido, todos somos um só. E eu não entendia a origem dessa experiência – o motivo dela ou como aconteceu. Mas continuou acontecendo por três dias enquanto retornávamos para casa.[1]

Quando Edgar Mitchell voltou para casa, pesquisou a literatura científica e religiosa para tentar entender a experiência que tivera, mas não conseguiu encontrar uma explicação. Mais tarde, descobriu com um grupo de antropólogos e arqueólogos de uma universidade vizinha que experiências semelhantes às dele haviam sido documentadas no sânscrito antigo e recebido o nome de *samadhi*, que quer dizer que, embora as coisas sejam vistas pelos nossos sentidos como são, também são vivenciadas visceral e internamente em termos de unidade e unicidade, acompanhadas por uma sensação de êxtase. Ao ser entrevistado, Edgar Mitchell também frisou que os gregos chamavam essa experiência de *metanoia*, termo que significa "mudança da mente ou do coração"; e que os zen budistas a chamam de *satori*, que significa "iluminação súbita".

A mente transcendente interconectada

Este capítulo é todo dedicado ao aspecto interconectado da mente transcendente. Por isso, antes de qualquer coisa, vamos explorar o significado do termo *interconectado* nesse contexto. No exemplo anterior, Edgar Mitchell vivenciou uma sensação de unidade – de que tudo estava interconectado de alguma forma. Na verdade, a experiência dele se parece bastante com a definição de Maslow para uma experiência de pico (que era considerada uma espécie de iluminação ou revelação mística). Contudo, a interconectividade não envolve apenas esse sentimento de unidade que muitos indivíduos experimentam.

Recapitulemos, então, a definição de mente transcendente: uma mente que não só vai além de nossas mentes individuais, mas inclui também nossas mentes pessoais e individualizadas. A mente transcendente é comum a todos e responsável pela experiência da interconectividade. É uma consciência que permeia tudo e tem a capacidade de transcender o tempo e o espaço.

Portanto, se todos compartilhamos e fazemos parte de uma mente transcendente, a interconectividade pode ser observada e vivenciada de várias maneiras que incluem não só o senso de unidade, mas também a precognição, o sexto sentido e a telepatia (tanto em seres humanos quanto em outros seres sensíveis, como animais e plantas).

A existência de uma mente transcendente também ajudaria a esclarecer a cura rápida e inexplicável que alguns indivíduos experimentam – um tipo de cura que não pode ser explicado de forma lógica. Esse é o tipo de cura que parece transcender o tempo, por exemplo, no caso de Anita Moorjani (sobre a qual comentei no primeiro capítulo), que experimentou a rápida cura de seu câncer após uma EQM.

Como exemplo, a brasileira Cristina afirma que, desde criança, vem experimentando a precognição e outras formas de percepção extrassensorial. No relato a seguir, Cristina menciona um sonho precognitivo que experimentou há alguns anos:

> Comigo quase sempre tem a ver com os sonhos. É assim que recebo informações. Tempos atrás, tive uma experiência durante o sono. Vou chamá-la de sonho, mas na verdade não foi um sonho comum. Não consigo encontrar palavras para descrever exatamente como foi a experiência – foi algo muito diferente. Foi quase como se eu estivesse fora do meu corpo, e senti que havia espíritos ao meu redor. Seja como for, nesse estado visualizei, em meu quarto, uma enorme tela de cinema, e eu era a espectadora. Na tela apareceu uma famosa artista brasileira, e depois um sujeito que se aproximava dela e a matava. Ainda imersa no estado onírico, lembro de ter gritado: "Não! Você não pode fazer isso". Percebi que a artista fora vítima de uma trama secreta do homem que vi na tela e, por isso, o crime havia acontecido.
>
> Na manhã seguinte, contei ao meu marido o sonho que tivera. Pouco depois, ao ler o jornal, fiquei sabendo que a artista fora assassinada por aquele homem justamente do modo que eu vislumbrara em meu sonho. Anos mais tarde, a trama secreta que envolveu o crime veio à tona.[2]

Cristina também recebeu outras mensagens por meio de sonhos:

A mente transcendente interconectada

Em certa ocasião, minha ex-cunhada não estava se sentindo muito bem. Estava passando por alguns problemas emocionais e enfrentava um momento bem difícil. Na época, eu fazia aulas de ervas medicinais, e por isso ela me perguntou se eu podia recomendar alguma erva que pudesse ajudá-la. Comecei a pesquisar ervas medicinais com base no que ela me dissera, mas passei o dia pesquisando sem descobrir nada. Por isso, fui para a cama sem quaisquer respostas.

Durante a noite, tive um sonho em que uma erva me foi mostrada, bem conhecida pelas propriedades curativas, principalmente no caso de úlceras. Ao despertar de manhã e refletir sobre o sonho, pensei que era estranho que essa erva em particular tivesse me surgido, afinal não tinha as propriedades de cura que combinavam com os sintomas de minha ex-cunhada. Bem, eu sei que naquela manhã telefonei para ela para ver como ela estava, e foi quando ela me disse que acabara de passar por uma consulta médica e fora diagnosticada com úlcera estomacal – que poderia ser tratada com a erva com a qual eu sonhei.[3]

Dr. Cleve Backster e a biocomunicação

Até aqui analisamos as experiências e mensagens pessoais de alguns textos espirituais. Agora, vamos explorar o trabalho do dr. Cleve Backster, cujos achados fascinantes sugerem que os nossos pensamentos interagem com o ambiente a nossa volta.

O Poder da Mente | Sunita Pattani

Na adolescência, o dr. Cleve Backster ficou fascinado pela hipnose. Estudava na Escola Preparatória Rutgers – um internato que, na época, fazia parte da Rutgers University, em Nova Jersey. Logo, Backster aprendeu (após várias experiências bem-sucedidas) que a hipnose era um processo poderoso, e continuou a trabalhar com ela nos anos seguintes. Após trabalhar para a Marinha dos Estados Unidos e para a Corporação de Contrainteligência do Exército dos Estados Unidos, Backster passou a trabalhar para a Central Intelligence Agency (CIA). Foi nessa época que ele recebeu treinamento de Leonarde Peeler, um pioneiro no uso do detector de mentiras. Anos depois, Backster estabeleceu a própria empresa de consultoria especializada em aplicar testes com o detector de mentiras e, em 1959, mudou-se para a cidade de Nova York.[4]

Embora tivesse interesse em hipnose, Backster nunca realmente pensara em se envolver em pesquisas sobre a consciência. Em 2 de fevereiro de 1966, porém, Backster fez uma descoberta que revolucionou sua vida:

> Em 2 de fevereiro de 1966 ocorreu um evento que ampliou todo o foco das minhas pesquisas por uma espécie de revolução em minha própria conscientização. Na ocasião, eu já estava envolvido há 18 anos em testes com o detector de mentiras em seres humanos. De manhã cedinho, fiz uma pausa para um café e resolvi regar a dracena que minha secretária havia trazido para o laboratório. Após verter a água na base do pote de terra, fiquei me perguntando se eu conseguiria medir a taxa de umidade à medida que ela subisse no solo.

A mente transcendente interconectada

Prendi a extremidade de uma das grandes folhas à seção de resposta dermogalvânica do detector de mentiras. A folha da planta equilibrou-se com sucesso no circuito de losango, ou ponte de Wheatstone, do detector, o qual eu planejava usar como meio de refletir a taxa de ascensão da umidade. O aumento relativo da condutividade elétrica da folha (devido à mudança esperada em seu teor de umidade) seria indicado por uma tendência ascendente da tinta, rastreada no registro do gráfico. Para a minha surpresa, o traçado da folha da planta exibiu inicialmente uma tendência descendente, que indicaria normalmente um aumento da resistência. Em seguida, cerca de um minuto depois no registro do gráfico, o traçado exibiu um contorno semelhante ao padrão de reação de um paciente humano conectado a um detector de mentiras, que estivesse mostrando fugazmente o medo de detecção. Eu pensei: "Bem, se esta planta quer me revelar reações semelhantes às humanas, tenho que usar regras semelhantes às humanas e ver se consigo repetir o processo". Decidi descobrir de que modo eu poderia ameaçar o bem-estar da planta. Eu não acreditava em falar com as plantas (pelo menos naquela época). Por isso, como ameaça substituta, mergulhei a ponta de uma folha, que era vizinha à folha com eletrodos, numa xícara de café quente. Nenhuma reação notável ocorreu no gráfico, e houve uma tendência de o gráfico continuar o traçado descendente. Em seres humanos, essa tendência descendente indicaria fadiga ou tédio. Em seguida, após transcorrerem uns 15 minutos de tempo de gráfico, tive uma ideia: como derradeira ameaça à planta, vou acender um fósforo e queimar a folha com o eletrodo. Naquele momento, a planta estava a uns 4 metros de distância, e o equipamento do detector, a 1,5 de onde eu estava. Era bem cedo e não havia mais ninguém no laboratório. Naquela hora, meu pensamento e minha intenção eram: "Vou queimar esta folha!", só para ver o que a planta faria. No átimo em que imaginei a folha sendo queimada, a caneta de registro saltou para o topo do gráfico! Não tinha verbalizado nada, não tinha encostado na planta, não tinha riscado o fósforo, tinha apenas a clara intenção de queimar a folha. O registro da planta mostrou intensa excitação. Para mim, essa foi uma observação poderosa de extrema qualidade.[5]

À medida que Backster deu andamento às experiências, foi fazendo descobertas interessantes. Percebeu que as emoções desempenhavam um papel substancial na realização do teste de detector de mentiras, por exemplo: para observar uma reação do gráfico, teria que haver uma intenção real de machucar a planta, como se ela soubesse a diferença entre alguém expressar a real intenção de machucá-la ou apenas fingir querer machucá-la.[6]

Backster constatou outra observação interessante: as plantas se tornaram sintonizadas ao território em que estavam. Por exemplo, conseguiam captar informações num raio de 18 a 21 metros de distância dentro da área sintonizada, mas não de um espaço a 6 metros de distância com o qual não estavam sintonizadas, tal como o laboratório vizinho da frente.[7] Além disso, as plantas também pareciam formar um vínculo com

A mente transcendente interconectada

seus cuidadores. Às vezes, quando Backster tinha que sair para alguma tarefa e tomava a decisão espontânea de voltar ao laboratório, descobria que a leitura do gráfico mostrava que a planta tivera uma reação significativa naquele momento. O mero pensamento de voltar não produziria o mesmo resultado, pois a reação significativa só ocorria se Backster realmente tomasse a decisão de voltar ao laboratório. O interessante nisso é que a planta parecia sintonizada ao indivíduo mesmo que ele estivesse em um local remoto. Parecia que, se a planta estivesse sintonizada ao indivíduo, a distância não era um problema. Backster descreveu outro exemplo:[8]

> Certa vez, durante a fase inicial de observação das plantas, o meu sócio, Bob Henson, estava prestes a comemorar o aniversário de casamento, e sua esposa, Mary-Ann, pediu a minha ajuda para elaborar uma festa surpresa em Clifton, Nova Jersey. Ele era do signo de Escorpião, e me disseram que era difícil esconder as coisas dos escorpianos. Então tive uma ideia: eu o levaria para colaborar em outro experimento com vegetais, que investigaria possíveis mudanças nas plantas de laboratório enquanto fazíamos a viagem de Nova York a Clifton. A planta ligada aos eletrodos deveria estar sintonizada a nós dois, Bob e eu. No caminho de Clifton, fomos fazendo anotações minuciosas. Além de cumprir a missão original da festa surpresa, aquele experimento acabou se tornando muito bem-sucedido. Mais tarde, naquela noite, retornei ao laboratório para comparar os tempos de resposta da planta com as nossas anotações. Surpreso, constatei mudanças visíveis nos

padrões de reação em vários trechos da nossa viagem: ao caminharmos no túnel que liga a Times Square ao Terminal Port Authority, entre as ruas 40 e a Avenida 8; ao embarcarmos no ônibus para Clifton; quando o ônibus entrou no túnel Lincoln entre Manhattan e Nova Jersey, e ao longo do restante da viagem a Clifton. Mary-Ann fizera os preparativos da festa na casa de uma vizinha em Clifton para manter o segredo, e funcionou. Ao nos aproximarmos da casa, todos gritaram:

– Surpresa! Feliz aniversário de casamento!

De volta ao laboratório em Nova York, ao verificar o registro do gráfico, constatei uma grande reação da planta naquele exato momento.[9]

Backster descobriu que as plantas também estavam sintonizadas com a morte de outras formas de vida microscópicas. Por exemplo, reagiam intensamente quando água quente era derramada da torneira e atingia o ralo da pia. Nesse exemplo, ficou confirmado, mais tarde, que uma colônia de bactérias havia se formado no ralo da pia, as quais, de acordo com Backster, pareciam emitir um tipo de sinal quando a água quente caía da torneira – permitindo, assim, que a planta sentisse alguma forma de ameaça.[10]

Se quiser conhecer mais sobre o trabalho de Cleve Backster, sugiro a obra *Primary perception*, na qual Backster aborda outros achados de pesquisas realizadas com leveduras de iogurte, ovos e até mesmo com células humanas vivas. Essas pesquisas sugerem que todas as entidades vivas estão conectadas ou sintonizadas com o ambiente em que estão. Backster também discute as tentativas de seguir

A mente transcendente interconectada

a metodologia científica em suas pesquisas,* e o fato de acreditar que a biocomunicação que estava ocorrendo *não* se enquadrava em nenhuma forma de sinal que pudesse ser blindado por meios comuns, tais como frequências eletromagnéticas.[11]

OUTRAS DESCOBERTAS

Nos últimos anos, vários estudos publicados sugerem que os fenômenos parapsicológicos, como telepatia, clarividência e psicocinese (ação da mente sobre a matéria), podem existir. Vamos dar uma olhada em algumas dessas descobertas.

Em estudo conduzido em 1994 por Grinberg-Zylberbaum e colaboradores, verificou-se que, com a interação adequada, é possível que o cérebro humano estabeleça relações estreitas com outro cérebro. Esse estudo demonstrou a não localidade das respostas cerebrais da seguinte forma: em duplas, as pessoas foram autorizadas a interagir e, em seguida, colocadas em gaiolas de Faraday individuais, e suas atividades cerebrais foram registradas com o auxílio do eletroencefalógrafo (EEG). Em seguida, uma série de lampejos de luz foi mostrada a um componente de cada dupla. Aí é que está o detalhe interessante: o membro da dupla que teve contato com os lampejos exibiu, naturalmente, uma atividade cerebral, a qual foi registrada com o EEG, mas a pessoa não estimulada também revelou "potenciais transferidos" semelhantes aos evocados na pessoa estimulada.[12]

---

* As pesquisas de Backster foram publicadas em 1968 no *International Journal of Parapsychology*.

O Poder da Mente | Sunita Pattani

Em 2001, um artigo publicado no *British Medical Journal* (BMJ) relatou os resultados de uma investigação que analisou os efeitos de orações por intercessão remotas e retroativas em pacientes com infecção na corrente sanguínea. Verificou-se que a prática de orar estava associada a uma menor duração da febre nos pacientes, bem como a uma menor permanência no hospital. O artigo concluiu que o uso da oração por intercessão remota e retroativa deve ser considerado na prática clínica.[13]

Em um estudo publicado em 2004, Radin e colaboradores tentaram explorar os efeitos da intenção de cura e do condicionamento de espaço intencional no crescimento de células cerebrais humanas cultivadas e na distribuição de eventos realmente aleatórios. O estudo constatou que uma única aplicação de intenção de cura talvez não seja suficiente para afetar, em grau significativo, a formação de colônia de células cerebrais humanas ou geradores de números aleatórios. Entretanto, a aplicação repetida de condicionamento de espaço e meditações de intenção de cura parecem ocasionar consequências mensuráveis nos dois sistemas.[14]

Em 2008, a *Explore* publicou um estudo conduzido por Radin e colaboradores segundo o qual direcionar a intenção a uma pessoa distante está associado à ativação do sistema nervoso autônomo dela.

Em outras palavras, um sistema nervoso parece ser afetado com o simples direcionamento da atenção de outra pessoa a ele. Esse achado é interessante porque ressalta o poder de nossas intenções e nossa capacidade de afetar os outros. O estudo também concluiu que a forte motivação para curar e ser curado, bem como o treinamento sobre como desenvolver e direcionar a intenção solidária, pode intensificar esses efeitos.[15]

Por interesse pessoal, e como parte das pesquisas para este livro, participei de um curso rápido sobre parapsicologia

A mente transcendente interconectada

na Universidade de Edimburgo no último trimestre de 2013. Lá fui exposta a muitos estudos parapsicológicos e a visões tanto dos defensores quanto dos céticos. Travei contato com inúmeros estudos que sugeriam a existência de fenômenos parapsicológicos, mas os céticos sempre desafiavam os achados da pesquisa e sugeriam explicações alternativas para os resultados. Por exemplo, foi proposto que existem explicações psicológicas para alguns dos achados, mas também insinuado que alguns achados envolveram algum tipo de fraude. Pessoalmente, acho que, em certos casos, a fraude seja a explicação mais plausível. Entretanto, não significa que não existam fenômenos parapsicológicos genuínos.

Analisando os estudos realizados no século passado, não creio que possamos negar a existência desses fenômenos, pois incontáveis trabalhos de boa qualidade sugerem que os fenômenos parapsicológicos são autênticos. Atualmente, ainda falta explorar as explicações teóricas e as melhorias na metodologia.

Talvez você possa estar se perguntando: por que essas provas não são mais debatidas ou até mesmo largamente ensinadas na universidade? Essa é uma das primeiras coisas que eu também me perguntei. Quando fiquei mais interessada em estudar tais tópicos, procurei por universidades pensando que seriam um caminho para que eu explorasse mais esse assunto. Fiquei surpresa, porém, ao descobrir que, embora algumas instituições ensinassem módulos, poucas forneciam uma opção de estudo em profundidade. Minha área de interesse eram os estudos sobre as EQM, mas, após trocar ideias com alguns palestrantes em diferentes

O Poder da Mente | Sunita Pattani

universidades, percebi que seria um desafio encontrar um orientador para minha tese de doutorado.

Embora sejam aparentemente mais aceitos no mundo oriental, os fenômenos parapsicológicos (ou fenômenos *psi*) ainda não são levados a sério na sociedade ocidental, e acredito que por uma série de motivos. A seguir, vamos enumerá-los.

Ideias preconcebidas sobre fenômenos parapsicológicos

Fenômenos paranormais são amplamente conhecidos na sociedade, mas o público em geral não está necessariamente bem informado sobre o tópico. Formamos ideias preconcebidas sobre os *psi* com base em uma série de fontes, incluindo filmes, mídia, religião e educação.

Acredito que nossas ideias preconcebidas possam criar um viés dentro de nós (às vezes, mesmo sem nos darmos conta) e isso influencia nosso julgamento sobre um tema específico. O cerne da questão é que não somos máquinas. Somos todos humanos, e todos experimentamos emoções e sentimentos; portanto, para muitos de nós, torna-se dificílimo manter a objetividade em relação a um tema – afinal de contas, às vezes, é impossível evitar os preconceitos. Falei com pessoas cuja convicção de que fenômenos *psi* não são reais é tão forte que sequer estão dispostas a considerar as pesquisas. As visões preconcebidas delas influenciaram na capacidade de manter a mente aberta.

Fenômenos parapsicológicos desafiam nosso atual modelo científico

Graduei-me em Matemática, Ciências e Educação. Depois, tornei-me professora. Embora tivesse certo interesse na carreira escolhida, eu não conseguia me imaginar lecionando em instituições educacionais pelo resto da vida. Por outro lado, não tinha ideia do que mais poderia fazer. Levei um tempo para descobrir que a ligação entre ciência, espiritualidade e cura emocional era a minha vocação, e essa descoberta foi praticamente acidental, quando me interessei por hipnoterapia.

Por que levei tanto tempo para descobrir e manifestar a minha vocação interior? Com o tempo, descobri o porquê. Ao longo da infância e da adolescência, não fui exposta a essa área de pesquisa. No fundo, uma parte de mim sabia que eu estava aqui para fazer algo específico, mas eu não sabia o que era. De vez em quando, eu topava com reportagens que falavam sobre o poder da mente ou EQM. Eu ficava fascinada, mas não me sentia à vontade para comentar sobre o assunto com meus professores, palestrantes ou colegas, pois o tema não era "científico o suficiente". Descobri que muitos de meus colegas não levavam a sério o assunto e o consideravam "bobagem". Eles não percebiam a importância de investigações mais profundas, em especial porque não podiam ser explicadas pelo modelo científico amplamente aceito: a visão de mundo newtoniana.

Creio que, ao longo dos anos, a ciência newtoniana permitiu alguns avanços fenomenais em áreas como medicina e viagens espaciais. Na minha opinião, entretanto, a ciência também se tornou um pouco arrogante e bitolada. No final do século 19, um jovem na Alemanha que acalentava uma carreira na Física foi aconselhado a não prosseguir no ramo. Disseram-lhe que não havia quase nada mais a ser descoberto naquele campo e que ele deveria considerar um caminho alternativo. O nome desse jovem era Max Planck, que hoje é muitas vezes chamado de "pai da física quântica".

Einstein estava certo quando falou que "a coisa mais bonita que podemos experimentar é o misterioso. É a fonte de toda a arte verdadeira e de toda a ciência. A pessoa que desconhece essa emoção, que já não consegue fazer uma pausa para imaginar e se arrebatar com esse fascínio, está praticamente morta: os seus olhos estão fechados".[16] Quando começamos a acreditar que já temos a maioria das respostas sobre o ambiente em que vivemos, deixamos de lado nossa curiosidade. Chegamos aonde estamos hoje aprimorando as ideias suscitadas por nossos antepassados. Ninguém explicou tudo sozinho. Ao contrário: ao longo do tempo, pessoas diferentes têm dado contribuições diferentes, e é assim que avançamos no conhecimento.

Fomos educados em instituições que dão ênfase à física clássica – ao modelo newtoniano. Os fenômenos parapsicológicos desafiam essa situação, pois apresentam casos que a ciência newtoniana não explica. Isso significa que temos de alterar nossa percepção tanto sobre a ciência, quanto sobre o mundo em que vivemos. Para nós, isso pode ser preocupante, pois teríamos que admitir que, embora tenhamos feito um grande progresso, ainda não entendemos tudo sobre o nosso ambiente ou sobre a maneira como as coisas funcionam. Em seu livro *Primary perception*, Cleve

A mente transcendente interconectada

Backster compartilha algumas das respostas que obteve em relação ao próprio trabalho. Arthur Galston, professor da Universidade de Yale, comentou:

> Este é um campo de trabalho que atrai impostores, charlatões e pessoas sem credenciais profissionais. Não é um campo em que muitos pesquisadores respeitáveis se deram ao trabalho de se aventurar. Não estou dizendo que os fenômenos de Backster são impossíveis, apenas que existem outras coisas mais relevantes para se estudar. É atraente pensar que as plantas estão nos escutando ou que elas respondem às orações, mas nada comprova isso. As plantas não têm sistema nervoso. Em hipótese alguma as sensações podem ser transferidas.[17]

Concordo que existem outras coisas mais relevantes a serem estudadas. Mas também acredito que as pesquisas de Backster são profundas. O que poderia ser mais importante do que aprender sobre quem somos e como interagimos com o meio ambiente? Abordar essa questão não só ajudará a melhorar a nossa experiência de vida, mas também ajudará a orientar nossas gerações futuras. Só porque o nosso modelo científico atual não explica alguns desses achados, não significa que eles não existam. Talvez tenha chegado a hora de expandirmos a visão atual de ciência e de procurar maneiras que consigam explicar tais ocorrências. Sim, é provável que existam certos charlatões por aí e que alguns dos resultados tenham sido forjados. Também é provável que, em determinados casos, a psicologia explique de forma válida algumas dessas ocorrências inexplicáveis.

O Poder da Mente | Sunita Pattani

Isso, porém, não significa que todos os fenômenos parapsicológicos não sejam autênticos.

Não devemos abordar o tema a partir de uma perspectiva maniqueísta, que classifica os fenômenos parapsicológicos como verdadeiros ou não verdadeiros. Em vez disso, creio que precisemos nos debruçar cuidadosamente sobre as descobertas com a mente aberta. Em essência, a verdade é que, enquanto tivermos experimentos de boa qualidade que sugiram a existência de fenômenos parapsicológicos, essa área continuará precisando de mais investigação e estudo – em especial porque as implicações de entender esses fenômenos podem ser profundas para a humanidade.

Diferenças culturais

As diferenças culturais entre as sociedades orientais e as sociedades ocidentais também exercem um papel relevante. Por exemplo, nas culturas orientais, conceitos como a existência da alma e de um poder mais elevado que transmigra do corpo físico após a morte são noções amplamente aceitas. Nessas tradições, os rituais de fé, as orações e as cerimônias também desempenham um papel importante e, muitas vezes, são usados para tentar melhorar a qualidade de vida de alguém. Além disso, em geral, a atividade paranormal é aceita como um fenômeno real, e medidas adequadas são tomadas para garantir que as almas transmigrem confortavelmente após a morte. Você se lembra do estudo de caso que compartilhei anteriormente sobre o tio de J., que não havia conseguido transmigrar corretamente

A mente transcendente interconectada

após a morte? Bem, é provável que existam muitos outros estudos de caso parecidos. Entre as tradições orientais, há o entendimento de que, embora pareçamos seres separados, também estamos conectados em um nível mais profundo. Existe uma crença de que todos nós somos originados de uma mesma Fonte.

Se estivéssemos falando de rótulos, eu seria rotulada como asiática britânica, e você poderia até dizer que a fé tem sido parte integrante da minha educação. Uma das coisas que sempre me fascinou é como alguns dos membros de minha família tiveram carreiras científicas bem-sucedidas e, mesmo assim, continuaram cultivando uma intensa fé em um poder superior. Esses indivíduos consideram que a ciência e a fé são diferentes manifestações de uma só vida. Em outras palavras, acreditam que um poder superior é a fonte de tudo. As descobertas das pesquisas parapsicológicas não chegam a ser uma grande surpresa para tais pessoas.

À medida que fui crescendo, descobri que, curiosamente, nem todo mundo defende esse ponto de vista. Fiquei sabendo que certas pessoas do mundo ocidental tinham uma visão diferente, na qual os indivíduos eram encarados como unidades completamente separadas. Havia um foco intenso na mente e no intelecto, sendo a fé e a ciência consideradas duas áreas distintas. Acredito que essa é uma das razões pelas quais não acostumamos a encontrar pesquisas parapsicológicas. Se um indivíduo tiver uma visão de mundo mecanicista, é bem possível que desdenhe a importância delas e, por consequência, não as considere um tópico comum de discussão.

É assustador no âmbito pessoal

Para alguns indivíduos, aceitar a existência de fenômenos parapsicológicos pode ser assustador no âmbito pessoal. Se crescemos acreditando que a parapsicologia não existe, que é algo que só se encontra no mundo fantástico dos livros, então pode ser inquietante considerarmos uma visão alternativa. Por exemplo, a morte é um assunto sensível para muitas pessoas. Passar de um ponto em que não se acredita em nada após a morte para um em que existe possibilidade de vida após a morte pode ser perturbador. Para algumas pessoas, isso vai abalar os alicerces do próprio sistema de crenças, levando-as a reconsiderar quem realmente são.

Uma nova concepção científica sobre o mundo

Em janeiro de 2013, entrevistei o dr. Radin, cientista-chefe do Instituto de Ciências Noéticas, que declarou:

> Sempre me interessei por coisas que não fazem sentido. Se você analisar o nosso modo atual e corriqueiro de pensar sobre a consciência, ela é considerada algo originado no cérebro. O cérebro é um órgão complexo, com muitos circuitos recorrentes, e talvez essa autorreflexão que acontece na estrutura do cérebro seja a origem da consciência. Algumas evidências indicam que essa hipótese está correta. Mas também existem anomalias de que as pessoas falam que não parecem parte do cérebro, e estou falando aqui de coisas como

A mente transcendente interconectada

clarividência, em que, de alguma forma, as pessoas obtêm informações a partir de uma longa distância, sem o uso dos sentidos comuns, ou de coisas como precognição, telepatia ou qualquer outro fenômeno psíquico. Não parecem se encaixar nos modelos de consciência com base no cérebro. Então, concentrei-me nessas anomalias porque sempre mostram onde as suposições se dividem nas teorias atuais. Se entendêssemos melhor as anomalias, talvez fôssemos capazes de avanços muito maiores em nosso entendimento. É por isso que me concentro em fenômenos psíquicos.

Ao longo dos últimos 20 anos, eu me detive em cada uma das principais categorias de fenômenos psíquicos. Podemos afirmar com alto grau de certeza que fenômenos como telepatia, clarividência, precognição e algumas formas de interação entre mente e matéria existem em razão de provas científicas. É claro que, ao ouvirem minha afirmação, uma pergunta vem à mente das pessoas: todos os programas de TV e todos os filmes a que assistiram, todos os livros que já leram ao estilo de Harry Potter, é tudo verdadeiro? Bem, não, essas coisas são adornos. Mas a ideia básica de que esses fenômenos existem está muito perto de ser confirmada – no mesmo grau em que a ciência é capaz de confirmar qualquer coisa.

A natureza das provas, hoje e sempre, tem sido estatística, mas isso não é muito surpreendente porque a natureza de tudo o que sabemos sobre fatores psicológicos também é estatística. As pessoas são altamente variáveis, por isso fazemos muitos experimentos. É preciso um número grande de tentativas repetidas para se chegar a uma conclusão. É alta a nossa confiança sobre a existência desses fenômenos. A importância disso é que as anomalias continuam anômalas, mesmo sabendo que elas existem, e são úteis porque nos dizem que, quando tentamos criar um modelo do que pensamos sobre a natureza da consciência, de onde vem e quais são as capacidades dela, temos que incluir fenômenos psíquicos nesse modelo. Caso contrário, ele está incompleto.[18]

O dr. Radin suscitou uma importante questão sobre anomalias: quando estudadas em detalhe, ajudam a expandir nossas percepções e teorias atuais. Meu objetivo principal durante a pesquisa e a redação deste livro foi descobrir mais sobre algumas questões: quem realmente somos como seres humanos? O que nos torna conscientes? Como isso impacta nosso bem-estar emocional?

Se você se recordar, minha questão principal era descobrir como podemos nos curar emocionalmente se não entendermos quem somos de verdade. Em vez de tentar responder a essa pergunta de uma só perspectiva (por exemplo, apenas psicológica), eu acreditava que precisávamos adotar uma abordagem multidisciplinar.

Precisamos buscar as descobertas em diferentes disciplinas, considerar diferentes escolas de pensamento e ver se existe um fio condutor que as une. O problema de olhar apenas uma perspectiva é que nem sempre visualizamos o panorama. Se tentássemos entender a natureza do nosso ser e da existência unicamente por meio da religião, haveria uma boa chance de descobrir somente parte da história, pois existem algumas limitações que teríamos que considerar. Por

A mente transcendente interconectada

exemplo, não podemos ter certeza de que os textos religiosos aos quais nos referimos transmitem a mensagem original que foi pretendida. Tampouco sabemos como o texto mudou ao longo dos tempos ou, mesmo, se foram interpretados corretamente por meio da tradução.

Porém, podemos expandir nossa visão e, em vez de atentar para as diferenças entre as diferentes religiões, começar a procurar semelhanças. Podemos olhar para a ciência, a psicologia, a parapsicologia e a neurociência em busca de uma explicação. Assim, obtemos uma compreensão mais ampla e realista sobre com o que estamos lidando. Em vez de olharmos para a ciência e para Deus como duas áreas diferentes, podemos começar a usar a ciência para redefinir nossa percepção sobre Deus.

Após analisar estudos parapsicológicos e pesquisar muito sobre as EQM e as EFC, fiquei curiosa para descobrir o que a ciência tinha a dizer sobre tais achados e, também, sobre quem realmente somos. Havia uma explicação científica a ser encontrada? Em caso positivo, por que não sabemos disso?

Antes do último quarto do século 19, acreditava-se que não havia nada de inovador para ser descoberto na Física e que ela estava centrada nas leis de Newton e no eletromagnetismo de Maxwell. Todas as ideias que contradissessem esse ponto de vista clássico não receberiam muita consideração. Os físicos clássicos acreditavam que o universo era mecanicista por natureza e funcionava dentro da estrutura do tempo e do espaço. Além disso, as equações de Newton poderiam ser usadas para prever o futuro ou até mesmo para obter conhecimento sobre o passado, desde que se tivessem informações o suficiente sobre as partículas em determinado ponto no tempo.

Nesse modelo da Física, não há espaço para uma mente transcendente, pois acredita-se que tudo é constituído por partículas de matéria. Em outras palavras, são as partículas que compõem os átomos, que compõem as moléculas, que, por sua vez, compõem as células. Pensa-se que o cérebro é feito dessa forma e que a consciência surge do cérebro. Não há nenhuma explanação sobre a precognição, a telepatia ou a clarividência porque esses fenômenos implicam que deve haver mais fatores em jogo do que apenas seres humanos individuais compostos por partículas elementares.

E é aqui que entra a física quântica. No último quarto do século 19, as lacunas no modelo clássico eram aparentes, e um novo ramo tomava forma: a física quântica, que é o estudo da matéria e da energia em níveis atômicos e subatômicos. (Em outras palavras, o estudo de coisas muito pequenas.) Ela ajudou a gerar invenções como o *laser*, os *chips* de silício, os aparelhos de micro-ondas e os CDs. Ela também é utilizada para calcular as probabilidades em um leque de possibilidades. Ora, esses aspectos da física quântica são prontamente aceitáveis.

Mas as coisas ficam estranhas quando começamos a considerar o problema da medição (também conhecido como efeito do observador). O problema da medição defende que um átomo existe somente em um lugar particular se ele for medido. Assim, em outras palavras, o átomo está em toda parte, existindo como todas as probabilidades, até ser observado conscientemente. Esse é um fenômeno profundo, pois sugere que a consciência humana pode estar afetando o ambiente em nosso entorno.

A mente transcendente interconectada

Em um estudo publicado em 1997, Schlitz e Wiseman procuraram explorar os efeitos do experimentador* e a detecção remota do olhar fixo (que é essa sensação de estar sendo observado e nos virarmos, descobrindo que alguém está, de fato, nos olhando fixamente). Nesse experimento, havia dois tipos de participantes: o "remetente" e o "receptor". O objetivo do estudo era ver se os receptores conseguiam detectar psiquicamente o olhar dirigido a eles por remetentes invisíveis.

O interessante nesse estudo é que os dois autores tinham tentado antes o estudo de modo independente. Wiseman é cético em relação aos fenômenos parapsicológicos e não conseguiu encontrar quaisquer efeitos significativos. Por sua vez, Schlitz é um defensor da existência dos fenômenos *psi*, e o estudo dele gerou resultados positivos. Assim, os autores concordaram em fazer um estudo conjunto a fim de verificar por que os estudos originais independentes haviam produzido resultados drasticamente diferentes.

Os resultados do estudo combinado indicaram que Schlitz obteve novamente resultados positivos, enquanto os resultados de Wiseman não foram significativos. As limitações foram cuidadosamente consideradas nesse estudo, e uma das possíveis explicações era a de que os experimentadores poderiam ter usado as próprias habilidades parapsicológicas para gerar os resultados desejados. Entretanto, em conclusão, foi afirmado que esse estudo foi o primeiro

---

* O "efeito do experimentador" acontece quando o experimentador, de modo consciente ou inconsciente, influencia o resultado de um experimento.

passo para aprender mais sobre o efeito do experimentador em pesquisas parapsicológicas. Foi sugerida uma colaboração extra entre céticos e defensores.[19] Uma vez mais, essa área de estudo é importantíssima porque questiona o quanto a experimentação é realmente objetiva e se o efeito do observador pode estar em jogo.

O dr. Amit Goswami, especialista em física quântica, é o pioneiro do novo paradigma chamado "ciência dentro da consciência". Goswami afirma que uma revolução na ciência aconteceu no começo do século 20, quando algumas descobertas que apoiam a existência de um Deus (embora talvez não no sentido tradicional) foram feitas na física quântica.

Goswami nos pede para considerar a consciência de uma perspectiva diferente, ou seja, deixar de lado a perspectiva materialista, que olha para a consciência como um epifenômeno do cérebro. Em vez disso, considera que a consciência é a base de toda a existência. Em outras palavras, tudo provém da consciência. Ele menciona que as características quânticas do divino são a descontinuidade, a não localidade e a hierarquia emaranhada. Em seguida, aplica tais conceitos para explicar a existência de fenômenos parapsicológicos, bem como a manifestação de milagres.[20]

Obviamente, também existe uma mudança de paradigma ocorrendo no âmbito da ciência, pois há indícios de que uma mente transcendente está emergindo. Esse conceito deixa de ser "nebuloso" para se tornar um empolgante campo de estudo com o potencial de transformar a humanidade. Agora vamos falar sobre como a mente transcendente influencia em nosso bem-estar emocional.

Parte dois
Cura terapêutica transcendente

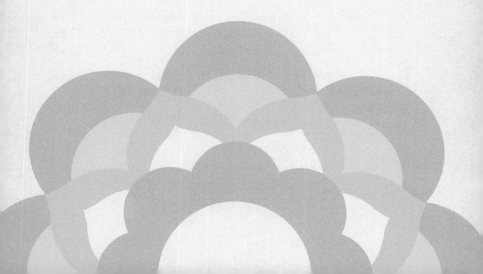

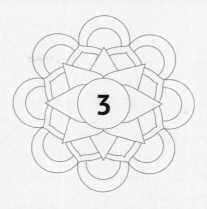

O processo de cura transcendente

Uma visão geral

O motivo principal que me levou a escrever este livro foi apresentar algumas das pesquisas nessa área e discutir o impacto potencial delas sobre a humanidade. Acredito que, se quisermos entender mais sobre nós mesmos emocionalmente, precisamos estar abertos à ideia de que existe algo além de nossa forma humana. Como já mencionei, o meu interesse nessa área aumentou quando me indaguei por que as técnicas tradicionais de psicoterapia não funcionavam para todos. Será que não éramos apenas corpos humanos e reações bioquímicas? E considerando pessoas que passaram por uma iluminação súbita, como foi que a percepção delas mudou de modo tão drástico em um piscar de olhos? A terapia envolve principalmente ajudar pessoas a mudar as próprias percepções. Por isso, eu diria que é importantíssimo responder a essas perguntas.

Até agora, este livro destacou algumas das pesquisas que indicam a existência de uma mente transcendente. Descobrimos, no último capítulo, que após duas décadas conduzindo pesquisas sobre a consciência, o dr. Radin sente que há uma certeza substancial sobre a existência dos fenômenos parapsicológicos.

Para mim, entretanto, a noção de uma mente transcendente não resulta apenas do estudo das pesquisas. Embora elas tenham sido muito instrutivas, os resultados não me surpreendem, porque uma parte de mim sempre sentiu que há mais em nós do que conseguimos enxergar. Antes de me voltar para a parapsicologia e a ciência em busca de respostas, explorei as diversas religiões. Em vez de me concentrar nas diferenças entre cada uma delas, concentrei-me nas semelhanças e questionei se havia a prevalência de alguma ideia em comum. Constatei que os conceitos de Deus, amor, bondade, empatia, perdão e compaixão estavam presentes em múltiplas delas, e que só porque uma pessoa alegava ser "religiosa" não significava, necessariamente, que estivesse incorporando tais aspectos à própria vida. Além disso, reconheci que eram exatamente esses os temas que as pessoas precisavam trabalhar para alcançar o bem-estar emocional. Sob um prisma prático, na condição de terapeuta, eu queria descobrir por que tais conceitos eram tão importantes e por que algumas pessoas achavam tão difícil incorporá-los à própria vida.

Foi assim, portanto, que começou minha jornada de exploração. O conceito de uma mente transcendente evoluiu para mim quando reuni as descobertas de diferentes

O processo de cura transcendente

disciplinas e analisei o panorama como um todo. As questões, então, acabaram se tornando as seguintes: que relevância a mente transcendente tem para nós? Existe uma forte probabilidade de comunicação telepática e de que estejamos interligados de alguma forma, mas como isso afeta a nossa cura emocional? Bem, com o tempo, enfim, tudo começou a fazer sentido.

A cura emocional envolve mudar nossa perspectiva sobre experiências que tivemos, e o perdão, a compaixão e a empatia são ferramentas importantes dessa jornada. Quando reconhecemos que fazemos parte de um todo maior, o perdão assume um significado completamente distinto. Ao longo dos anos, observei um detalhe interessante: muitos perdoam incondicionalmente os familiares próximos que cometeram um erro. Já ouvi gente comentar que não importava quão séria havia sido a briga que tivera com os próprios irmãos ou pais, no fim das contas, tudo "voltava ao normal". É como se tivéssemos um mecanismo embutido que nos permitisse perdoá-los com mais facilidade e seguir em frente – será que é porque compartilhamos do mesmo DNA? Entretanto, não somos sempre tão complacentes com outras pessoas com quem não temos parentesco. Tendemos a guardar rancor e achar difícil virar a página quando nos sentimos injustiçados ou prejudicados.

Ao reconhecer quem somos e que estamos todos conectados em nosso âmago, abrimos as portas para uma mudança em nossa perspectiva em circunstâncias desafiadoras. Começamos a encarar o perdão com olhos diferentes. Para aprofundar esse entendimento, precisamos aprender mais sobre como funcionamos.

O que é a ferida emocional?

Ferida emocional é um termo que utilizo para descrever o trauma e a dor emocionais que experimentamos e internalizamos ao longo dos anos. Traumas acontecem de muitas formas diferentes e, às vezes, o mais sucinto dos comentários pode ter o efeito mais profundo sobre nós.

Barry, um moço que aparenta confiança, revelou-me que o principal fato que o impactou foi quando a esposa descobriu seu caso extraconjugal e disse que ele destruíra a vida dela. Barry sabia que a situação era muito dolorosa para a esposa, mas nunca tivera a intenção de magoá-la. Sabia que o relacionamento deles andava de mal a pior e, quando surgiu a oportunidade de ter um caso extraconjugal, apenas "se deixou levar". Quando a esposa descobriu e expressou a dor e a raiva que sentia, Barry, confuso em relação aos dois relacionamentos, achou difícil perdoar a si mesmo.

Nesse exemplo, os dois indivíduos tiveram feridas emocionais. Compreensivelmente, ao descobrir a traição, a esposa de Barry ficou chocada e magoada. Comentou que não conseguia entender o que acontecera e que jamais sonhara em cometer tal ação porque sabia que provavelmente magoaria o marido. Estava transtornada e não sabia como processar a dor.

Barry, por outro lado, declarou que estava lutando contra os próprios demônios há um bom tempo e sabia que a esposa era uma pessoa boa. Também sabia que não havia desculpas para o comportamento que tivera e que deveria ter abordado os problemas no relacionamento sendo mais comunicativo. Ao ser pego em uma relação extraconjugal,

O processo de cura transcendente

Barry perdeu todo o autorrespeito e imergiu em um sentimento de total confusão.

Há sempre uma razão por trás de nossas ações, e parte do processo de cura é nos indagarmos por que nos comportamos de determinadas maneiras. Isso abre as portas para um nível superior de autoconscientização e nos ajuda a entender os raciocínios por trás de nossas ações. Se não cultivarmos uma maneira de lidar com a dor e com o trauma que experimentamos ao longo dos anos, essas experiências têm o potencial de influenciar bastante em nosso comportamento atual.

Barry quase nunca recebeu elogios durante a infância. Os pais dele criticavam as coisas pelas quais ele se esforçava na esperança de que progredisse, achando que era o melhor a se fazer. A escola também não foi uma experiência muito agradável para Barry, cuja única paixão era Geografia, pois muitas vezes achava as outras matérias um tédio e por isso não conseguia se dedicar como deveria. Todas essas experiências resultaram em uma ferida emocional e moldaram as crenças que criou sobre si mesmo. Sem saber lidar com a desvalorização própria que foi desenvolvendo, ele adotou outros meios para buscar aprovação e preencher essa lacuna.

À medida que o casamento de Barry começava a desmoronar, sua antiga ferida emocional se reabria, trazendo de volta os sentimentos de fracasso. Ele nunca aprendera a encarar tais sentimentos. Por isso, a única maneira de afastar a dor era investir em outro relacionamento que não trouxesse nenhuma bagagem. Esse relacionamento era novo, ousado e excitante, e, até o momento, os dois envolvidos ainda não tinham se deparado com o comportamento de ferida emocional um do outro. Isso porque, quando se começa uma nova relação, o foco se concentra principalmente nos pontos positivos. Fazemos um esforço para agradar: caprichamos na roupa, no pós-barba, no perfume e, é claro, no comportamento. Com o tempo, porém, topamos com obstáculos na vida que trazem à tona nossas antigas feridas emocionais, as quais, por sua vez, nos levam a ter determinados comportamentos. Um relacionamento novo não altera aspectos dentro de nós que ainda não foram curados, só nos dá um meio de mascará-los por um tempo. Para mudar nosso comportamento, só há um jeito: fazer uma avaliação honesta de nós mesmos e trabalhar na cura de nosso coração ferido.

Por trás do comportamento emocionalmente ferido, Barry era uma pessoa boa. Assim que entendeu o raciocínio por trás do comportamento que tivera, se deu conta de que provavelmente repetiria o padrão em qualquer relacionamento. Sim, ele e a esposa tinham que se dedicar ao próprio casamento, mas o mais importante era o que ele precisava trabalhar em si mesmo. Ele precisava rever todas as falsas crenças que tinha sobre si mesmo, aprender a encarar a própria dor e a lidar com ela em vez de buscar uma rota de fuga que lhe fornecesse apenas um alívio momentâneo.

Grande parte da população mundial está emocionalmente ferida, de uma forma ou outra. Crescemos em um ambiente que determina que, para sermos aceitos, temos de ser de um jeito ou de outro, mas o cerne da questão é que todos temos conflitos internos e todos nós somos humanos. O objetivo não é esconder nossos aspectos emocionalmente feridos, mas trazê-los à tona e trabalharmos

O processo de cura transcendente

para curá-los. Quando conseguimos aceitar nossas próprias falhas e mostrar compaixão a nós mesmos, estamos mais propensos a ser mais compreensivos com os outros também. Na próxima seção, vamos analisar as feridas emocionais com mais profundidade.

O tempo é o melhor remédio

Ao longo dos anos, descobri que existe um processo de cura natural que acontece o tempo todo dentro de nós. Esse é um dos motivos pelos quais tendemos a ficar mais sábios na medida em que envelhecemos. Em muitos casos, percebi que, mesmo quando não trabalhamos ativamente em nossa cura, o sofrimento tende a diminuir com o tempo. Essa é a origem do ditado popular: "O tempo é o melhor remédio".

Claro que existem casos de pessoas que enfrentaram graves traumas emocionais e foram incapazes de processar o sofrimento emocional pelo qual passaram. Portanto, permanecem presas ao passado, sem superar o trauma e revivendo-o rotineiramente, mesmo que muitos anos tenham transcorrido.

Nos capítulos a partir daqui, vamos nos dedicar ao processo de cura transcendente. A cura profunda acontece quando consideramos nossas naturezas individuais e também as transcendentais. Para atingi-la, precisamos entender mais sobre quem somos e como funcionamos, assumir a responsabilidade por nossos pensamentos e atos e saber quando desistir de uma situação. A cura, nesse processo, engloba também uma perspectiva mental, corporal e espiritual. Nos próximos tópicos, listo cada um dos elementos que abrangem uma combinação de conhecimentos e técnicas para que você inicie o seu próprio processo de cura transcendente e, depois, nos deteremos em cada elemento em detalhes nos capítulos seguintes.

Elemento 1: entender o que é a ferida emocional e como ela ocorre

O primeiro elemento envolve reconhecer no que consiste a ferida emocional e como ela se desenvolve. Embora eu já a tenha discutido brevemente, o capítulo desse elemento trará mais alguns detalhes.

Existem duas coisas que precisamos entender: em primeiro lugar, como nossas mentes individuais funcionam; em segundo, o papel que a mente transcendente exerce sobre elas e as dicotomias que são criadas dentro de nós. Precisamos nos familiarizar com nossa natureza paradoxal. Quanto mais nos entendermos, maior será a chance de alcançarmos a cura.

O primeiro passo é sempre a compreensão intelectual de um conceito, e, embora ele seja um passo importante para a cura, não devemos nos esquecer de incorporar o que aprendemos em nosso dia a dia. Muitas pessoas entendem a teoria, mas não conseguem praticá-la, e isso é perigoso porque atrofia o nosso crescimento pessoal. A verdadeira mudança acontece quando passamos de uma posição de *saber* para uma posição de *fazer* e, por fim, entramos em um estado consciente de *estar*. É assim que a mudança acontece.

O processo de cura transcendente

Elemento 2: entender o que é a cura emocional e como ela ocorre

Tão logo entendemos a ferida emocional, é preciso voltar nossa atenção para a cura emocional, que é o segundo elemento num processo de quatro etapas que englobam tanto o indivíduo, quanto a mente transcendente, e será o capítulo seguinte. Nesse elemento, aprendemos mais sobre o papel da mente transcendente nesse processo e como podemos ativar uma cura interior mais profunda. Compreender o processo de cura é um elemento importante porque é único para cada indivíduo. Tive clientes que lidaram com o processo muito rapidamente; já outros levaram mais tempo para se curar. Esse elemento busca a progressão, e não a perfeição. Certas pessoas não percebem o quanto se curaram até olharem para si mesmas após seis meses e constatarem que estão diferentes. Talvez ainda enfrentem os mesmos obstáculos, mas algo dentro delas mudou.

Elemento 3: ferramentas para a cura emocional

O terceiro elemento descreve as ferramentas necessárias para impulsionar o processo de cura. É importante reconhecer que elas não curam por si sós, mas promovem o processo. À medida que você introduz esses fatores em sua vida, constata que, devagar, a sua percepção começa a mudar e você começa a agir de acordo com o seu verdadeiro eu. As ferramentas expandem a sua conscientização e o colocam em contato com a sua parte individual e transcendente.

Já mencionei antes que o processo de cura transcendente trata de nossas naturezas paradoxais e, por isso, promove uma cura mais profunda. Essas ferramentas, sozinhas, talvez não proporcionem a cura mais profunda de que você precisa, pois funcionam a partir do nível da mente. São coisas que você pode fazer e sugestões de comportamento; em suma, as ferramentas têm o poder de lhe ajudar imensamente.

Devemos lembrar, entretanto, que nossas mentes individuais desempenham um papel crucial na formação da ferida emocional; por isso, a nossa mente individual sozinha não consegue facilitar a cura inteiramente. Muitas pessoas enxergam o que estão fazendo de errado e se esforçam ao máximo para mudar o próprio comportamento, mas continuam repetindo-o e, muitas vezes, experimentam um profundo senso de confusão e um incessante diálogo interno. Em certos casos, as pessoas sentem a necessidade temporária de tomar antidepressivos a fim de controlar o diálogo interno.

A mente individual é apenas uma parte de quem somos e aborda somente nosso aspecto individual, e é por isso que a terapia tradicional não funciona para muita gente. Tenho uma sugestão para você. Utilize e aplique essas ferramentas, mas tenha em mente que elas consistem apenas em uma parte do processo de cura.

Elemento 4: o papel da nutrição na cura emocional

O elemento final trata de nosso corpo físico e como ele influencia em nossa mente. Muitas vezes tem se enfatizado o impacto que a mente exerce sobre o corpo, mas é

O processo de cura transcendente

importante perceber também que os processos corporais exercem um impacto sobre a mente – o suficiente, às vezes, para extinguir completamente uma chaga emocional. Na verdade, esse é um dos primeiros fatores que eu exploro com frequência ao atender meus clientes – em especial, se estiverem passando por depressão ou ansiedade. Já trabalhei com vários clientes que descobriram que a ansiedade desapareceu completamente após modificarem a própria dieta. Um deles sofria de uma ansiedade severa desde a adolescência e, após alterar a dieta, mal pôde acreditar em como a nutrição afetara o próprio bem-estar emocional.

Ao longo dos anos, a indústria alimentar mudou drasticamente, e os alimentos processados tornaram-se norma. Temos acompanhado o aumento de muitas enfermidades físicas e emocionais e não podemos negligenciar a forma como estamos alimentando nosso corpo. Muitas pessoas não se dão ao trabalho de pensar no impacto que a comida exerce em nosso bem-estar físico e emocional e, para piorar, muitos desses alimentos promovem tendências viciantes em nós – chegando ao ponto de nos tornarmos irritadiços se não consumirmos tais itens.

Portanto, o quarto elemento analisa a qualidade dos alimentos que consumimos e como podemos começar a adotar medidas no intuito de promover uma mudança em nosso bem-estar – tanto físico, quanto emocional.

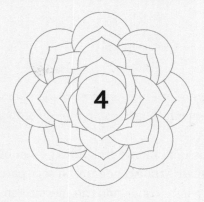

4

O primeiro elemento: a ferida emocional

A mente transcendente e as dicotomias internas

Somos dicotômicos por natureza, e entender como essa dicotomia atua em nossa vida serve de alicerce para a cura emocional. De acordo com o *Dicionário Oxford*, o termo dicotomia significa "divisão ou contraste entre duas coisas que são representadas como opostas ou inteiramente distintas". Por exemplo, a ciência e a religião podem ser consideradas uma dicotomia. As duas disciplinas são vistas como inteiramente distintas ou, até mesmo, opostas. A ciência baseia-se em fatos, em descobertas de pesquisa e em manter a mente aberta, com uma cuidadosa atenção às limitações. A religião, por outro lado, é transmitida ao longo das eras e é difícil dizer até que ponto as informações são factuais.

Vivenciamos a dicotomia em muitas áreas de nossa vida, e, quando não entendemos como administrá-la, criamos um conflito interior. Eis algumas maneiras por meio das quais nós, pessoalmente, experimentamos dicotomias:

1) Somos uma mente individual e também parte de uma mente transcendente, ou seja, parecemos estar separados e conectados ao mesmo tempo. Essa é a mais grandiosa dicotomia que experimentamos.
2) Temos uma "voz cerebral", que é a voz da razão, e a "voz do coração", que é a voz da intuição.
3) Fomos concebidos para termos um comportamento autêntico, mas nos tornamos socialmente programados para ignorar essa autenticidade. Em vez disso, somos incentivados a agir de determinada maneira a fim de "nos encaixarmos" na sociedade.
4) Temos um "lado escuro" e, ao mesmo tempo, um "lado da luz" em nossas personalidades. É por isso que, às vezes, pessoas aparentemente "boas" fazem coisas "más".

Não experimentamos a dicotomia só como indivíduos, também a vemos atuar em nosso ambiente, como a oposição entre a noite e o dia, quente e frio, para cima e para baixo. A única diferença é que as dicotomias da natureza não nos criam problemas porque as aceitamos integralmente como um modo de vida.

A maior dicotomia

Agora olhemos para nós mesmos com mais atenção. Em primeiro lugar, acredito que, no âmago, cada um de nós é

A mente transcendente e as dicotomias internas

dicotômico, o que quer dizer, em outras palavras, que somos uma mente individual e também fazemos parte da mente transcendente. Essa é a maior dicotomia que experimentamos, e dela surgem todas as outras dicotomias pessoais que encontramos em nossa vida.

Nossa mente individual permite que existamos da nossa própria e exclusiva maneira e que tomemos nossas próprias decisões. Permite, também, a liberdade de tomarmos a decisão mais importante: em resposta aos acontecimentos da vida, escolheremos o caminho do amor ou o do medo? A psicoterapia tradicional lida com a nossa mente de forma individual e nos ajuda a nos tornarmos mais conscientes e a tomar decisões mais propícias. Porém, não aborda completamente a questão de quem somos além da nossa consciência individual. Por isso, a eficácia dela é apenas parcial.

Além de nossa consciência individual, somos parte de uma mente transcendente. Até agora, exploramos aspectos dessa mente. Sabemos que estamos todos conectados por meio da mente transcendente, mas também sabemos que o amor, a compaixão, a bondade e a empatia são as coisas que nos conectam como seres humanos. Não há como medir esses sentimentos, por mais poderosos que sejam. A compaixão e a empatia que sentimos uns pelos outros criam as mudanças que transformam a sociedade. Hoje, enquanto escrevo, a situação entre israelitas e palestinos é delicada, com a perda de muitas vidas inocentes. Ontem, uma de minhas clientes me ligou avisando que precisava adiar sua sessão de terapia para fazer doces para serem vendidos, e toda a renda seria destinada a ajudar os civis feridos nesse conflito. Minha cliente está a milhares de quilômetros de distância de onde o conflito está ocorrendo, mas ainda sente compaixão e empatia pelas pessoas que estão sofrendo mundo afora.

No fundo, acredito que todos estamos naturalmente programados para expressar tais demonstrações de amor. Mas é importante reconhecer que natural não significa necessariamente normal. Natural envolve o que fomos projetados a fazer, enquanto normal é o que temos o hábito de fazer. Por exemplo, para nós é natural expressar amor, bondade e compaixão para com os outros porque, no fim das contas, todos funcionamos da mesma maneira. Sabemos o que é sentir dores e perdas e por isso conseguimos nos identificar com as circunstâncias alheias. Contudo, a normalidade pode ser diferente. Muitos indivíduos foram criados com a postura do "cada um por si". Na maior parte de minha vida, morei nas imediações do centro londrino e ainda fico espantada ao prestar atenção às pessoas a bordo dos trens. Às vezes, as pessoas estão tão ocupadas que nem sequer se importam com o próximo. Há pouca empatia e conexão nesse sistema de transporte público, já que muita gente está absorta nos próprios dispositivos tecnológicos.

No entanto, se estamos todos conectados pela mente transcendente e se estamos naturalmente programados ao amor, compaixão, bondade e empatia, então acredito que a linguagem da mente transcendente é o amor. Isso nos conecta e cria transformações na consciência: um renovado senso de amor por nós mesmos, amor pelos outros e amor pelo nosso ambiente. Na vida, enfrentamos desafios porque, em algum lugar dentro de nós, enfrentamos um profundo conflito. Uma parte de nós sente que somos bons, amorosos e conectados aos outros. Muitas vezes, escutamos uma voz interna dizendo que, apesar de nossos erros, no fundo temos um bom coração, e essa é a pura verdade. Nossa natureza natural é uma natureza de amor.

O conflito, entretanto, estabelece-se porque fomos condicionados a crer que somos apenas seres individuais. Em vez de darmos ouvidos a nosso coração e seguirmos nossa vocação, precisamos ganhar dinheiro – mesmo que isso signifique fazer algo que não gostamos de fazer. Em vez de trabalharmos juntos, competimos uns contra os outros. Em vez de estimularmos a criatividade de cada criança, nós as rotulamos quando não se adaptam ao sistema acadêmico. Levamos a vida em um estado de medo constante: medo de não sermos bons o suficiente, medo de não conquistarmos o suficiente, medo de não termos talento o suficiente. Fomos condicionados a viver com medo, embora o nosso estado natural seja o amor, e isso cria um profundo conflito interior. Essa é a maior dicotomia que experimentamos. Sem reconhecermos essa dicotomia atuando em nosso interior e sem identificarmos as nossas verdadeiras naturezas, como é que vamos reconhecer a verdade nos outros? Sem aprendermos a nos perdoar, como é que vamos conseguir perdoar os outros? Por isso, a chave está em entendermos a nós mesmos, e é por isso que entender a nossa natureza dicotômica e a mente transcendente é tão importante para a cura emocional.

As outras dicotomias pessoais

Agora que esclarecemos nossas naturezas dicotômicas – o fato de sermos, ao mesmo tempo, individuais e interconectados –, já podemos aprofundar nosso entendimento sobre as diferentes maneiras como isso nos afeta.

Nossa mente transcendente conhece o propósito mais profundo da vida, reconhece que estamos profundamente conectados em algum nível. Acredito que essa também seja a origem de nossa "intuição" – aquela sensação que parece contrariar todas as probabilidades, mas no final se prova correta.

Um tempo atrás, eu me lembro de ter lido algo sobre Richard Branson, o famoso empresário britânico fundador do grupo Virgin. Ele declarou que sempre seguia a própria intuição, mesmo que seus consultores não concordassem com a decisão. Também já conheci gente que evitou acidentes de trânsito fatais porque mudou a rota habitual após ter um "mau pressentimento".

Há um tempo, uma amiga minha retornou de Leicester para Londres e ofereceu carona a uma amiga, chegando a Londres às 22h30. Para deixar a passageira em casa, minha amiga teve que dirigir por 25 minutos depois da própria casa, aumentando o trajeto em 50 minutos. Quando entraram em Londres e a caroneira percebeu que minha amiga ia deixá-la em casa, insistiu que não se importava de pegar um trem pelo restante do caminho. Minha amiga, entretanto, respondeu que era muito tarde para pegar o trem e que se sentiria melhor deixando-a em sua residência e tendo a certeza de que ela chegaria segura em casa. Ao ouvir isso, a caroneira disse à minha amiga que ela era *mesmo* uma boa pessoa. Ao que a minha amiga respondeu:

— Não é que eu seja uma boa pessoa, eu só faço a coisa certa.

A mente transcendente e as dicotomias internas

Muitos de nós conseguem se identificar com essa situação, em que, após uma longa e exaustiva jornada, só queremos chegar logo em casa, se encolher no sofá, tomar um chocolate quente e assistir ao nosso filme favorito. Entretanto, fazemos aquela jornada extra porque, no fundo, sabemos que é a coisa certa. Na hora de agir, a empatia e a compaixão superam nossa exaustão. Nesses casos, estamos seguindo nossa verdadeira orientação interior. (Vou retornar ao assunto adiante, pois, até mesmo nessas circunstâncias, existe um equilíbrio a ser alcançado.)

A mente transcendente também é aquela voz interior que, às vezes, não queremos ouvir, que nos martela dizendo que nosso relacionamento está fracassando e precisamos seguir em frente, a mesma voz que nos diz que, embora tenhamos um emprego muito bem remunerado, é hora de reavaliar nossa carreira para que consigamos seguir nossa vocação. A mente transcendente é a nossa guia interior e nos mantém no caminho correto se a escutamos. É o nosso lado da "luz", o nosso lado autêntico. O único problema é que, às vezes, é preciso coragem para agir de acordo com essa orientação.

Também temos, em nosso interior, o oposto completo de nosso lado de luz, nosso lado escuro, e é isso que forma a dicotomia. Ele provém da convicção de que somos seres separados. Como já dito neste capítulo, o nosso estado natural é de amor e interconectividade, mas crescemos acreditando que somos individuais em todos os sentidos. Isso gera um vácuo desconfortável em nosso interior, algo que nos afeta de várias maneiras e se manifesta desde formas sutis e não tão aparentes, como um toque de frustração, isolamento ou depressão, até, em certos casos, como comportamentos autodestrutivos, por exemplo, alcoolismo ou automutilação, afetando seriamente nossa qualidade de vida.

Em minha infância, eu era uma criança bem-comportada. Era considerada inteligente para os padrões acadêmicos da época e emocionalmente madura para a minha idade. Quando entrei na casa dos 20 anos, minha vida era aparentemente perfeita. Eu tinha um bom emprego, estava prestes a me casar e a me estabilizar. A vida estava boa. Porém, tinha algo que as pessoas não sabiam (nem mesmo as mais chegadas a mim), pois consegui dissimular o problema muito bem. Combati um transtorno alimentar durante a maior parte de minha vida. Até por volta dos 25 anos, ninguém percebia, pois eu conseguira controlar meu peso e meu hábito de comer em público. Mas, depois disso, já não conseguia amainar o conflito interno, de forma que o transtorno alimentar virou um turbilhão fora de controle, o que resultou em um substancial ganho de peso. E, claro, com o ganho de peso surgiram comentários insensíveis da família e dos amigos, o que contribuiu para baixar ainda mais a minha autoestima. Cheguei ao ponto de parar completamente de socializar. Na verdade, alguns membros de minha família ficaram uns cinco anos sem me ver. Lembro-me de ficar perguntando a mim mesma: como é que uma moça tão inteligente, legal e bem-sucedida havia se tornado uma pessoa socialmente reclusa, com sobrepeso, sérios problemas alimentares e com o casamento por um fio? Eu continuava sendo aquela garota legal, mas meu lado escuro começou a aparecer demais. Eu ainda não havia aprendido a administrar, de modo eficaz, os aspectos físico, emocional e espiritual de minha vida.

A mente transcendente e as dicotomias internas

Foi só então que comecei minha própria jornada pela recuperação e exploração interna. Nesse instante, percebi que dentro de mim existiam a luz e a escuridão, e a minha missão era aprender a administrar esses dois aspectos. Também me dei conta de que as pessoas que me julgavam ainda não conheciam quem elas mesmas eram de verdade. Só conseguimos tratar uma pessoa no mesmo patamar que alcançamos em nosso desenvolvimento pessoal. Se ainda não aprendemos a ser compassivos e complacentes conosco, então talvez não consigamos estender essas qualidades a outras pessoas. Com isso, quero dizer que, se não reconhecermos e aceitarmos a nossa própria escuridão, será muito difícil aceitar o lado escuro dos outros.

A autenticidade é outro campo que gera uma dicotomia dentro de nós. Rachel estudou em um colégio particular desde a mais tenra idade. Nascida no seio de uma família numerosa, ela enfrentou muitos contratempos enquanto crescia. Mesmo assim, os pais a mimaram com riquezas materiais e lhe proporcionaram educação nas melhores instituições de ensino. Rachel era muito inteligente e se destacava na maioria das matérias na escola. Ela conquistou uma vaga em uma boa universidade, onde se graduou em Economia. Depois da faculdade, para a alegria dos pais, Rachel conseguiu um bom emprego como auditora da receita federal. Só tinha um problema: ela odiava seu emprego. Ao longo dos quatro anos em que desempenhou o cargo, foi entrando em um estado de depressão gradativamente, a alegria de viver se esvaía, deixando-a infeliz.

Rachel havia chegado a uma interessante encruzilhada em sua vida. Por um lado, buscava desesperadamente pela aprovação dos pais, que, com o cargo de auditora, estavam imensamente orgulhosos dela e sentiam que o investimento no ensino da filha dera retorno. No fundo, porém, Rachel queria trabalhar com adolescentes e jovens adultos. Sentia um desejo ardente de fazer a diferença na vida de jovens de uma forma divertida. Ela também tinha um espírito empreendedor natural e queria intensamente reunir essas duas paixões. Foi quando Rachel acabou se demitindo da função de auditora fiscal e, com isso, infelizmente, também perdendo o respeito de sua família. Ela já não era mais a filha brilhante e competente. Agora, era vista como alguém que havia perdido o rumo e desperdiçado sua faculdade. Abandonara um excelente salário para ganhar proventos mínimos e era lembrada constantemente de como havia fracassado na vida. Rachel logo começou a acreditar nessas línguas malvadas ao seu redor e sua autoconfiança e autoestima despencaram. Ela já não se considerava mais digna ou inteligente. Muito pelo contrário, tornara-se tão insegura que já não conseguia mais sentir a própria autenticidade.

Foi necessário um bom tempo para trabalhar com Rachel. Devagar, fomos começando a descascar as camadas de dor que tinham se acumulado dentro dela. Ao perceber que havia inúmeras questões não resolvidas com certos membros da família, ela começou a entender a força do perdão, da compaixão e da aceitação. Também começou a entender o conceito de limites saudáveis e a importância de seus pensamentos e opiniões. Esse processo levou dois anos, mas, aos poucos, Rachel progrediu e começou a expressar a própria autenticidade em todas as áreas de sua vida. Ela sabia que nunca se sentiria completamente realizada em uma

A mente transcendente e as dicotomias internas

carreira em finanças, e por isso tomara a decisão de largar tudo e começar do zero uma carreira na educação. Durante todo esse período, continuou a trabalhar em si mesma. Com o tempo, vários setores de sua vida começaram a se curar. Começou a entender a própria família sob um prisma de compaixão e se esforçou incansavelmente para melhorar sua situação financeira. Rachel se fortaleceu à medida que continuou a expressar sua autenticidade, e há pouco tempo adquiriu sua primeira franquia educacional.

Rachel, como muita gente, experimentou a dicotomia da autenticidade de modo bastante intenso. Se não fosse abordada, essa dicotomia teria causado muito sofrimento a ela ao longo da vida. Se Rachel tivesse escolhido ignorar seus instintos, permanecendo no emprego em que estava infeliz, sua qualidade de vida e seu bem-estar emocional teriam sofrido drasticamente. Mas ao tomar a corajosa decisão de encarar esse grande conflito interno pelo qual passava, Rachel revirou a própria vida. Ela transcendeu a dicotomia.

Administrar as dicotomias

A esta altura, você já deve ter entendido como as dicotomias atuam em nossa vida. Uma das chaves para a cura emocional é aprender a administrar nossas dicotomias internas. Isso tem a ver, em primeiro lugar, com tornar-se consciente de nossos próprios conflitos internos e termos estratégias para lidar com eles. Em segundo lugar, devemos reconhecer a verdade mais grandiosa sobre nossa mente. Se quisermos nos curar emocionalmente, precisamos começar a tomar medidas para descobrir nossas naturezas *naturais*. Também precisamos começar a pensar e a nos comportar de maneiras que nos permitam expressar quem realmente somos. O terceiro elemento explica, em mais detalhes, como administrar as dicotomias.

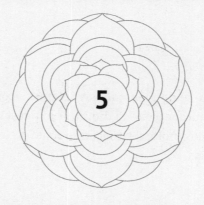

O primeiro elemento: a ferida emocional
O eu individual

Quando criança, James era tímido, bem-comportado e de fala mansa. Aos 6 anos, os pais dele se divorciaram. O pai abandonou o lar, deixando a mãe transtornada e com dificuldades financeiras. Incapaz de aceitar a separação, a mãe de James afogou as mágoas na bebida. Muitas vezes, à noite, ela o deixava em casa sozinho e saía para socializar. James rapidamente aprendeu a se virar e, com o tempo, precisou aprender também a cuidar da mãe.

    Embora desde cedo James tivesse mostrado talento artístico, viu-se obrigado a abandonar a escola aos 16 anos porque precisava trabalhar para se sustentar. À medida que o tempo passou, James não perdeu a timidez, achando difícil fazer amigos e ter relacionamentos amorosos. Quando James tinha por volta de 25 anos, tornou-se um alcoólatra inveterado depois da morte da mãe. Ele constatou que a bebida o ajudava a se tornar mais sociável, mas também descobriu que, às vezes, quando estava bêbado, comportava-se de modo abusivo. James acordava todas as manhãs jurando que ia diminuir a ingestão de álcool, mas noite após noite a situação se repetia e ele se odiava cada vez mais.

Como acontece a ferida emocional?

Nos capítulos anteriores, ficou ilustrado que estamos todos infinita e profundamente conectados em algum nível. Apresentei a ideia de que pertencemos à mente transcendente e que sofremos emocionalmente devido às nossas dicotomias internas, que criam conflitos dentro de nós. No entanto, o objetivo da cura emocional não é fugir dessas dicotomias. Somos individuais e, ao mesmo tempo, profundamente conectados. Seria inútil tentar mudar essa verdade, pois ela forma o âmago de quem somos.

Não seríamos capazes de experimentar a vida aqui na Terra da maneira como fazemos se essa dicotomia não existisse. Afinal de contas, nossa "individualidade" é uma garantia de aprendizagem por meio dos relacionamentos – e é assim que aprendemos a nos tornar seres humanos melhores. A nossa parte "individual" nos dá a oportunidade de expressar nossa unidade, embora aparentemente estejamos separados. Quando sentimos antipatia por outra pessoa e queremos corrigir o problema, primeiro temos que olhar para o nosso interior e trabalhar essa questão em nós mesmos. Precisamos desenvolver a capacidade de perdoar ou de ver as coisas a partir da perspectiva do outro se quisermos facilitar nossa vida.

Para conseguirmos nos aprimorar como pessoas, primeiro precisamos entender por que funcionamos da nossa maneira. Até aqui, neste livro, analisamos o panorama mais amplo, mas agora eu gostaria de compartilhar com você como a nossa parte individual se desenvolve.

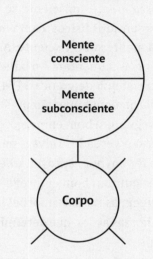

Na década de 1930, o dr. Thurman Fleet criou esta representação visual da mente: o homem palito. A cabeça aparenta ser maior do que o corpo porque, em geral, consideramos que a mente fica na cabeça, e é a mente que controla o corpo. O corpo é uma mera manifestação do que está acontecendo na mente.

A parte superior do círculo representa a mente consciente, a qual também é conhecida como a nossa "mente pensante". É onde tomamos todas as nossas decisões. Por exemplo: ao decidirmos o que vestir ou o que comer, estamos usando nossa mente consciente.

A parte inferior representa nossa mente subconsciente, que é mais poderosa do que a parte consciente e é responsável pela maior parte das atividades do nosso cotidiano. Essa parte de nossa mente já traz instintos de sobrevivência embutidos quando nascemos. À medida que crescemos, nossa mente consciente se desenvolve e, por meio de nossos sentidos físicos, capta mensagens que são filtradas para a mente subconsciente. Ao longo do tempo, nossas experiências aumentam e o banco de dados cresce. Isso cria nosso sistema de crenças. Por exemplo, se uma criança ouve diariamente que não presta para nada e que nunca vai conseguir um bom emprego, pode crescer acreditando que isso é verdade. Talvez, nem tente ou pense na hipótese de ter um bom aproveitamento escolar com o intuito de conseguir um bom emprego. Os nossos pensamentos dão origem às nossas emoções, e nossas emoções desencadeiam nossas ações, que determinam os resultados que produzimos.

Como já mencionei, nossa mente subconsciente traz um instinto de sobrevivência embutido. Isso significa que ela vai fazer o que puder para nos manter vivos, e uma das maneiras é registrando todas as coisas que fizemos no passado e que forneceram alívio imediato à dor emocional ou física que sofremos. Por exemplo, se, quando éramos crianças, nos davam um biscoito cada vez que nos machucávamos, então a mente subconsciente relaciona o biscoito ao alívio da dor. À medida que envelhecemos, podemos cair na armadilha de acabar fazendo a mesma coisa – isto é, descontar na comida nosso desconforto emocional. Da mesma forma, no exemplo de James, sua mãe começou a consumir

O eu individual

álcool com frequência porque isso a ajudava a lidar com a dor emocional que ela sofria. A mente subconsciente não se deu conta de que essa estratégia, a longo prazo, colocava a própria vida em risco; apenas continuou fazendo o que precisava para manter a dor emocional sob controle.

No exemplo, constatamos que James era uma criança tímida e um artista talentoso. Quando seu pai saiu de casa, James não só testemunhou o sofrimento da mãe, como também precisou amadurecer muito rápido. Havia um aspecto dele que aprendeu a sobreviver e a se virar. Ele se esforçava arduamente e estava pronto para fazer tudo o que fosse preciso para tomar as rédeas da situação. Mas também havia um lado de James que sentia amargura e ressentimento em relação à mãe. Estava frustrado por ter sido obrigado a desistir de sua infância em prol de se tornar o adulto no relacionamento que tinham. Ele não aprendera a processar as próprias emoções de modo eficaz e tinha a sensação de que não conseguiria se integrar muito bem socialmente.

As mensagens que James recebeu durante a infância estabeleceram os alicerces para a experiência adulta que teria. Assim, quando a mãe faleceu, James mergulhou na bebida – o único comportamento que sabia que diminuiria momentaneamente a dor que sentia. Quando começou a terapia, James declarou que não conseguia entender como uma criança tímida e querida havia se tornado alcoó-latra, em especial porque o alcoolismo era a coisa que ele mais detestava.

Ao longo do tempo, James aprendeu a expressar os próprios sentimentos e a compreender, também, o papel que sua mente havia desempenhado na situação. Devagar, o ressentimento em relação aos pais começou a se curar à medida que James entendeu que seus pais haviam feito o melhor que podiam. Libertar-se do alcoolismo foi algo desafiador para ele. Embora o vício tivesse se originado em decorrência de seus problemas psicológicos, aquilo logo também se tornou um problema fisiológico. Em outras palavras, James precisou não apenas abordar suas questões emocionais, mas também lidar com os sintomas de abstinência física que o corpo sentia.

Energia aprisionada

Richard Flook, fundador da Advanced Clearing Energetics e autor de *Por que estou doente?**, vem estudando o processo de cura há 20 anos. Ele afirma que:

- Ao experimentarmos um trauma, a energia dele fica aprisionada em nosso corpo. Richard chama essas ocasiões de momentos UDIN (do acrônimo em inglês *unexpected, dramatic, isolating, no strategy*, ou seja, eventos inesperados, dramáticos, isoladores, com os quais não temos estratégia para lidar). Quando vivenciamos um momento UDIN, o primeiro lugar em que a energia fica aprisionada é o coração. Essa energia, ou emoção, é, então, comunicada às vísceras, onde se aloja. Esse evento estressante, em seguida, fixa-se em uma área específica no cérebro que se relaciona, embriologicamente, a uma parte de um órgão. A reação do órgão é projetada para ajudá-lo a solucionar o abalo e a aprender com ele.

---

* Publicado no Brasil pela editora Madras em 2016. [N. de E.]

O eu individual

- É possível (por intermédio de pessoas treinadas) delinear a história completa de uma doença a partir de uma tomografia computadorizada cerebral. Um evento traumático, portanto, não provoca só problemas emocionais, mas também doenças físicas.
- Ficou demonstrado que eventos UDIN podem ser transmitidos de geração em geração, ou seja, esses energéticos podem ser transmitidos de nossos pais para nós. O abalo é armazenado dentro de nós e pode ser ativado em algum ponto de nossas vidas, quando nós mesmos vivenciarmos um momento UDIN. Por exemplo: um bisavô que passou fome transmite a expressão de um gene que diz ao corpo para, sempre que possível, comer mais do que o necessário e armazenar o excesso de energia, a fim de evitar a morte por inanição no futuro. Aperte o botão de *fast-forward* e pule alguns anos no tempo: digamos que os pais do bisneto limitem o alimento da criança por razões de saúde. Essa limitação pode desencadear a expressão do gene herdado e tornar a criança clinicamente obesa.[1]

Acredito que a ferida emocional ocorre por duas razões. A primeira é a energia aprisionada que está guardada dentro de nós, que pode resultar tanto de um evento traumático isolado quanto de experiências repetidas, mais sutis, ao longo do tempo em que formamos os nossos sistemas de crenças. Há várias maneiras de deslocar essa energia aprisionada e estagnada, por exemplo, por meio de terapias de fala, técnicas como a EFT (técnica de libertação emocional) ou a acupuntura.

A segunda razão para a ocorrência da ferida emocional é não reconhecer e não compreender que fazemos parte de uma mente transcendente. Deslocar a energia estagnada é importante, mas a cura precisa ir além disso para experimentarmos a verdade e a profundidade de quem somos, para alcançarmos um sentimento de paz interna, de contentamento interior, uma sensação de pertencimento. É uma sensação de sabedoria, de maturidade no caráter, uma integração de experiências possível de se vislumbrar sob uma perspectiva renovada. Isso fica claro em alguns dos estudos de caso que venho apresentando ao longo deste livro, como o de Mercedes Leal. O processo de cura será detalhado mais à frente.

No exemplo anterior, embora James estivesse conseguindo uma boa recuperação, chegou a um ponto em que ainda se sentia vazio e meio perdido. Sabia como mudar os pensamentos que tinha para se sentir melhor emocionalmente e conseguiu liberar a maior parte da energia aprisionada dentro de si. Por outro lado, também começou a questionar o propósito da vida. Foi quando lhe apresentei o conceito de mente transcendente e compartilhei as pesquisas que haviam sido feitas e, também, os estudos de caso que haviam sido relatados. Exploramos alguns dos textos espirituais e, devagar, James começou a experimentar um nível mais elevado de conscientização. Ele sentiu que obtivera uma compreensão mais profunda sobre a vida e começou a encarar as situações de modo diferente. Comentou que a terapia tradicional o ajudou a aprender mais sobre si, mas aprender sobre a mente transcendente permitiu-lhe observar a vida em perspectiva. James entendeu que havia um lugar interior de paz para sempre dentro dele, e ele poderia acessá-lo a qualquer momento.

O eu individual

Lembro-me de ouvir uma entrevista do falecido dr. David R. Hawkins na qual ele explicava a natureza da consciência. Afirmou que o corpo não tinha a capacidade de experimentar a si mesmo e que precisava ser experimentado por meio dos sentidos. Por sua vez, os sentidos precisavam ser experimentados na mente. A mente também não poderia experimentar a si mesma e, portanto, tinha de ser experimentada em algo maior que ela mesma, ou seja, a consciência. Concluiu dizendo que havia também um estado além da consciência, que era a conscientização. A conscientização é a quietude que nos permite saber o que está acontecendo na consciência. A conscientização é a energia da própria vida, e é a isso que me refiro quando menciono a mente transcendente.

Por que a mente transcendente é importante para a cura emocional?

Estamos tão programados pela vida cotidiana que, a menos que alguém nos diga, nossa mente consciente não se conscientiza de que faz parte de algo grandioso. A mente consciente está atuando dentro da mente transcendente, que por sua vez é a verdade fundamental de quem somos.

Quando alguém decide fazer terapia, em geral encontra os modelos psicoterapêuticos populares. Além de construir sintonia e confiança, esses modelos ainda têm natureza essencialmente newtoniana – em especial, as técnicas da modificação do comportamento. Eles trabalham com a mente individual, procurando a causa e trabalhando na mudança do pensamento. No entanto, mudar apenas o pensamento nem sempre é suficiente para alcançar a cura emocional. Muitas vezes eu me deparo com pessoas que entendem intelectualmente que precisam mudar os próprios pensamentos para se curar. Entendem, também, que precisam abrir mão do ressentimento e da raiva, mas acham difícil. Isso acontece porque elas têm o coração machucado, e a mente por si só nem sempre consegue curar um coração machucado.

A cura mais profunda envolve transformar a percepção. Envolve, como já mencionado, deslocar a energia estagnada que foi guardada dentro de um indivíduo. Também abrange trazer o amor para a equação, e o amor é, sem dúvida, a nossa linguagem natural – a linguagem da mente transcendente. É o amor que cura um coração machucado, e a mente individual é uma ferramenta que usamos para ajudar nesse processo.

Tempos atrás, Henry procurou pela terapia com problemas de raiva e autocontrole. Contou que tinha pavio curto e dificuldade para perdoar. Também disse que, embora se sentisse péssimo depois, tentava controlar as situações a tal ponto que nem sequer se importava com quem ele magoava no processo.

Após trabalharmos um tempo com os métodos tradicionais da psicoterapia, indaguei a Henry se ele tinha alguma crença espiritual e também o apresentei ao conceito da mente transcendente. Henry me revelou que fora muito sensível quando criança e se lembrava de ter visões e sonhos bem vívidos entre 5 e 8 anos de idade. Ao crescer, porém, enfrentou dificuldades com a família e logo desenvolveu uma "carapaça

O eu individual

externa". As experiências que tivera o deixaram irritado e frustrado, com a necessidade profunda de controlar as situações para evitar sofrimento emocional extra. Incentivei Henry a se reconectar com seu "eu" autêntico e a abordar as próprias emoções. Agora que se tornara adulto, ele já não tinha mais nada a temer e podia se sentir seguro em ser ele mesmo.

Como muitos, desde criança Henry sentia que havia algo a mais nas pessoas. Uma mescla de seus sonhos e visões da infância, bem como de crenças espirituais pessoais, levou-o a crer que éramos seres espirituais em plena experiência humana. Explorar o conceito de uma mente transcendente trouxe a Henry muita paz e um senso de validação, à medida que foi percebendo que não estava sozinho em seus pensamentos.

Embora tenha levado tempo para Henry trabalhar as questões de raiva e autocontrole, explorar a mente transcendente acrescentou uma nova dimensão à sua cura. Além de exercitar seus pensamentos e sentimentos, também investiu em sua conexão espiritual. A conscientização e a conexão pessoal dele com um panorama mais abrangente foram os fatores que o impulsionaram ainda mais rumo à sua cura emocional. Ele começou a reconhecer que estávamos todos conectados e isso o ajudou a desenvolver seu lado empático, o que, por sua vez, o auxiliou a controlar a raiva e a irritação.

Morte do ego

A morte do ego, processo que ocorre durante a cura emocional, é uma parte importante da transformação da consciência. Como já mencionado antes neste livro, o ego é a nossa parte ilusória, que nos faz crer que somos separados. O ego não reconhece que, na verdade, estamos profundamente interconectados e somos parte integrante do universo. Claro, temos corpos separados e mentes individuais, mas também fazemos parte de um todo muito maior. Quando acreditamos que não somos nada além de nossos "eus" separados, é fácil ser egoísta, indelicado e ganancioso, zangar-se com as pessoas à nossa volta. Afinal de contas, qual a nossa motivação para amar o próximo? Em vez disso, nossa atitude passa a ser a de que a vida é nossa e temos de fazer o que for preciso para sobreviver. Em vez de nos unirmos, colaborando uns com os outros, escolhemos o caminho da competição. Um mundo que acredita ser constituído por seres separados e não conectados de alguma forma é um mundo que acha difícil perdoar e virar a página. É também um mundo que atua com base no amor condicional. Como é que um mundo com esse sistema de crenças conseguiria criar uma existência realmente pacífica?

O ego é a nossa incapacidade de viver no momento presente. Quando estamos presos ao passado ou totalmente focados no futuro, operamos a partir de nosso ego. Muita gente pensa que precisa matar completamente o ego para viver uma vida mais feliz, mas eu sinto que a conscientização é a chave. Embora o nosso ego seja responsável por nossas intenções e ações negativas, ele ainda é útil até certo ponto porque permite que nos integremos a essa experiência terrena. Não se conscientizar sobre o ego intensifica as dicotomias que experimentamos e provoca um obstáculo ao crescimento pessoal. Por outro lado, conscientizar-se sobre o ego nos

O eu individual

permite reconhecer as dicotomias que estão atuando em nossa vida. A conscientização nos permite ver a verdade e escolher uma resposta diferente. Tornar-se consciente do ego também nos conecta à nossa parte que transcende o ego. A mente transcendente é uma dimensão mais profunda dentro de nós que reconhece o ego. É ela que começa a perceber que o ego está atuando em silenciosa observação. Ao mesmo tempo, somos o observador e o observado. No exemplo mencionado, as questões de raiva e controle de Henry começaram a amainar quando ele passou a observar a própria mente e os pensamentos que estavam transitando por ela. Ele também experimentou vislumbres de quietude interior à medida que se conectou com o momento presente e, com o tempo, começou a escolher respostas diferentes.

No caso de Henry (e de muitos outros), a cura emocional leva tempo, mas para outras pessoas a mudança na percepção é instantânea porque elas experimentam a verdade sobre quem realmente são. Encontram o sentimento de verdadeira alegria e amor profundo e, nesse instante, percebem a verdade e sentem a interconectividade. Foi isso que aconteceu com Anita Moorjani, a senhora que teve a experiência de quase morte e a cura milagrosa do câncer. Isso não significa, necessariamente, que o indivíduo vai ficar o tempo inteiro naquele estado de consciência superior. Em vez disso, vai entrar e sair dele com a habilidade de encarar a vida de uma perspectiva diferente.

Neste momento, gostaria de comentar um pouquinho sobre os estados de quase morte e como eles podem contribuir para a nossa cura emocional pessoal. Até agora, deve estar claro que:

1) temos uma mente individual, mas também fazemos parte de uma mente transcendente mais ampla;
2) a terapia tradicional tem uma abordagem newtoniana, ou seja, lida com a causa e o efeito. Em suma, ela funciona para construir a sintonia (*rapport*), explorar o passado e modificar o comportamento;
3) precisamos ir além da terapia tradicional. Para uma cura efetiva, é necessário entender melhor quem somos em nosso âmago. Precisamos levar em consideração as pesquisas recentes que têm sido conduzidas na área e reconhecer o que isso significa para nós;
4) somos projetados para expressar características como amor, compaixão, bondade e empatia. No entanto, as nossas percepções são ofuscadas por crenças equivocadas.

O campo de estudos sobre experiências de quase morte é um ponto importante de análise porque pode envolver uma transformação da consciência. Em 2004, o *Journal of Near Death Studies* publicou o artigo de Bruce Greyson e Kenneth Ring chamado "The life changes inventory revised" (em tradução livre, "O inventário das mudanças de vida revisado"). O artigo destaca que as mudanças psicológicas e comportamentais são bem reconhecidas após os efeitos de experiências de quase morte, afirmando:

> Experiências de quase morte são subjetivas e profundas e possuem características místicas ou transcendentes que algumas pessoas relatam ter vivenciado em situações em que escaparam da morte por um triz...

O eu individual

As mudanças psicológicas e comportamentais características são hoje bem reconhecidas como efeitos secundários das EQM. Em geral, essas mudanças incluem um maior apreço pela vida cotidiana. Sentimentos fortalecidos de autovalorização e autoaceitação, preocupação compassiva com os outros, reverência por todas as formas de vida e uma sensibilidade elevada para com a saúde ecológica do planeta, desvalorização das aquisições materialistas, desvalorização da competitividade com outras pessoas, uma espiritualidade universal e inclusiva, uma vasta sede de conhecimento, a convicção de que a vida é significativa, a eliminação do medo da morte, a convicção sobre a consciência sustentada após a morte e a certeza da existência de um ser supremo e divino.[2]

Parece que algumas pessoas que vivenciam uma EQM passam por transformação da consciência. É interessante notar que alguns dos fatores mencionados na citação, como o aumento do apreço pela vida cotidiana e o fortalecimento dos sentimentos de autovalorização e autoaceitação, são os mesmos resultados que procuramos alcançar por meio da terapia. A diferença é que a terapia pode demorar um pouco, à medida que a percepção da pessoa vai mudando ao longo do tempo. Sinto que algumas pessoas que enfrentam uma EQM passam por transformações mais rápidas na consciência por descobrirem a verdade sobre quem realmente são. Experimentam a morte do ego durante seu estado de quase morte e, assim, os sistemas de crenças que possuem desmoronam, revelando suas autênticas identidades. A experiência muda a visão delas sobre a realidade como a conhecemos.

145

Em seu livro *The big book of near death experiences*, a dra. Atwater conta a experiência de Mellen-Thomas Benedict, de 33 anos, paciente que sofria de um tumor cerebral que não podia ser operado:

> Mellen-Thomas Benedict, californiano; 33 anos, tumor cerebral que não podia ser removido cirurgicamente: durante a minha entrevista com ele, Mellen-Thomas me contou que era um conceituado operador de câmera e de luz na indústria de filmes e conquistara importantes feitos antes dos 30 anos. Afastando-se do mundo frenético do cinema, mudou-se para Fayetteville, na Carolina do Norte, para ficar mais perto dos pais e dirigir um estúdio de vitrais. Foi quando o diagnóstico caiu como uma bomba: câncer. Sua condição física piorou rapidamente. Uma manhã, acordou sabendo que morreria naquele dia e morreu. Quando um típico cenário celestial começou a se descortinar, Mellen-Thomas reconheceu o que estava acontecendo no exato momento em que estava acontecendo!
>
> Assim que chegou à luz no final do túnel, gritou:
>
> – Espera um pouco, esta é a minha morte e eu quero pensar no assunto.
>
> Ao intervir de modo consciente, transformou deliberadamente seu cenário de quase morte em uma exploração de reinos além da imaginação, uma visão completa da história desde o Big Bang até 400 anos adiante no futuro.
>
> Em seguida, foi tragado pela luz para longe do túnel, para longe da Terra, além das estrelas e de outras

O eu individual

galáxias, além das imagens e das realidades físicas, rumo a uma visão multiangular de todos os mundos e de toda a Criação, e além até mesmo de uma segunda luz no limite da existência, onde as vibrações cessam. Vislumbrou todas as guerras desde os seus primórdios, raças como aglomerados de personalidade, espécies operando como células num todo maior. Ao fundir-se na matriz de sua alma, confrontou o "vazio" de onde todas as coisas emergem. Mellen-Thomas vislumbrou os sistemas de energia planetários em minúcias e como os pensamentos humanos influenciam nesses sistemas em uma interação simultânea entre passado, presente e futuro. Ficou sabendo que a Terra é um grande ser cósmico. Teve a sensação de "cair" de volta a seu corpo após decidir voltar de sua jornada. A enfermeira que cuidava dele no hospital calculou que a experiência havia durado por volta de 90 minutos. Contudo, o mais chocante foi a avaliação do médico: o câncer que ele tinha no cérebro sumira por completo.

– Aquela experiência extinguiu meu medo, e o meu ponto de vista mudou. Sabe, somos uma espécie muito jovem. A violência que formou a Terra está em nós também. Enquanto a Terra está suavizando, nós também estamos como pessoas. Assim que a poluição for desacelerada, alcançaremos um período de consciência sustentada. Evoluímos como formas de vida a partir de organismos unicelulares até estruturas complexas e, por fim, a um cérebro global. Os níveis de emprego nunca mais serão como outrora, e isso forçará a redefinição dos direitos humanos. Adotaremos um tipo de consciência mais afetuosa, liberando a mente para conquistas extraordinárias. Hoje, sei que todas as respostas aos problemas do mundo estão logo abaixo da superfície, em *todos nós*. Nada é insolúvel. Desde sua experiência, Mellen-Thomas Benedict foi inundado de ideias para invenções e os planos de marketing necessários para promovê-las. Registrou várias patentes nos Estados Unidos e está ativamente envolvido em pesquisas avançadas na vanguarda científica sobre DNA.[3]

A pergunta suprema: por que estamos aqui?

O primeiro elemento é importante porque define as bases para a cura emocional. São ferramentas essenciais para o processo de cura: explorar, falar e liberar a energia presa. Por outro lado, entender quem somos em nosso âmago e como funcionamos proporciona o panorama mais amplo. Essa conscientização é o que nos ajuda a mudar de perspectiva, e a mudança na perspectiva é o que nos impulsiona à cura. Embora muitos de nós não tenhamos vivenciado experiências de quase morte, ainda podemos aprender com as múltiplas evidências baseadas em observações (daqueles que experimentaram esse fenômeno). À medida que tentamos explorar as nossas verdadeiras naturezas, percebemos que, de fato, sabemos pouquíssimo sobre nós mesmos.

Além de questionar quem somos e como funcionamos, talvez o maior mistério de todos seja: *por que* estamos aqui? Por que estamos tendo essa experiência na Terra? Somos apenas

O eu individual

uma parte da evolução ou existe uma razão mais profunda para nossa encarnação? Questionar a razão de nossa existência é uma peça necessária para o quebra-cabeça da cura emocional, pois, para muita gente, isso traz um propósito. Com frequência, quando fazemos as perguntas mais profundas da vida, temos que lançar mão da filosofia e da espiritualidade para termos perspectiva, especialmente porque a ciência convencional ainda não alcançou um ponto de conclusão definitiva.

Muita gente com quem eu trabalho acredita em uma entidade mais elevada: Deus. Claro, existem interpretações diferentes para esse termo, mas, em geral, a maioria dos indivíduos parece concordar que Deus é uma entidade mais elevada e abrangente. Às vezes, encontro pessoas que estão sofrendo emocionalmente porque não entendem como se encaixam no esquema mais grandioso das coisas e não aceitam que a vida termina quando morremos. Já que uma entidade superior desempenha um papel na vida de tanta gente, faz sentido explorar como podemos incorporar isso na cura.

Mencionei antes que a cura precisa ser abordada em três níveis: corpo, mente e espírito. Encaramos com naturalidade o uso da nutrição e da terapia tradicional para trabalhar com o corpo e a mente, mas como abordar o espírito? Em primeiro lugar, precisamos entender o que é o espírito (ou a alma) e, curiosamente, a maioria das crenças e dos textos espirituais fala sobre a alma. A Bíblia se refere a ela como o Espírito Santo, assim como a obra *Um curso em milagres*. O Espírito Santo é o Deus dentro de nós, nossa verdadeira essência, que está lá para nos fornecer orientação pessoal. É a fonte da nossa intuição e de nossas expressões de amor, bondade, empatia e perdão.

De acordo com os Upanishads, Brahman é o espírito supremo, a energia do universo e do além. Ele* é, ao mesmo tempo, o transcendente e iminente, e, portanto, ele é o "eu" que reside dentro de nós: o observador, o *atman*, o Espírito Santo. É por isso que os textos religiosos afirmam que Deus não está "lá fora", mas deve ser procurado em nós mesmos, pois dentro de nós existe um lugar em que o Brahman reside. A Bíblia também afirma que o Reino de Deus está dentro de você.

O Chandogya Upanishad menciona que o corpo amadurece, envelhece e morre. Entretanto, o Brahman dentro de nós não pode morrer, pois vai além da tristeza, do sofrimento, do mal e da fome; o Brahman interior é o amor e a voz da verdade. É a nossa alma.

Para alcançarmos a cura, precisamos encontrar nossa alma. Esse é o propósito da vida. É por isso que estamos aqui: para reconhecer quem realmente somos, para transcender os nossos egos e nos unirmos ao Brahman, aquilo que eu chamo de mente transcendente. Assim que encontrarmos nossa alma e reconhecermos o Brahman em nosso interior, a ferida emocional não mais existirá. É assim que curas milagrosas acontecem, e é por isso, também, que existem relatos de pessoas cegas que conseguem enxergar durante as EQM. Curas profundas ocorrem quando reconhecemos que a alma suprema e nós somos um.

Os Upanishads também discutem a diferença entre o corpo e a alma (*atman*): o corpo é mortal e um dia encontrará, inevitavelmente, a morte. A alma é, contudo, o elemento imortal que reside no interior do corpo. O corpo é influenciado pela

---

* Muitas vezes, Brahman é considerado uma energia masculina.

O eu individual

dor e pelo prazer. Portanto, quando um indivíduo está ligado apenas ao seu corpo, sempre estará limitado pela dor ou pelo prazer. Não estará livre para transcender esse estado porque ainda não terá percebido que existe uma alma em seu interior.

A alma em nosso interior é o Brahman, o espírito supremo, considerado a fonte de alegria, amor e verdade infinitos. Ao reconhecer que sua alma é livre, imortal e capaz de existir além do corpo, o indivíduo alcança a verdadeira liberdade. O nosso corpo não passa de um órgão pelo qual a nossa alma percebe as coisas. Quando "enxergamos" algo, é a alma que está enxergando. Os olhos são apenas os órgãos por meio dos quais a alma enxerga. Da mesma forma, quando "sentimos" algo, é a alma que está sentindo. A alma é o Brahman, a consciência suprema, o Espírito Santo e a mente transcendente, e é aí que ocorre a experiência.

De acordo com os Upanishads, a alma não é reconhecida por meio do intelecto ou do raciocínio, e tampouco é alcançada por meio de ensinamentos sagrados. A alma é vivenciada em um lugar além do pensamento. Quando analisamos a ferida emocional sob um prisma espiritual ou da alma, percebemos a razão primordial para sua existência: não reconhecer o nosso verdadeiro propósito e as nossas verdadeiras identidades como almas é o que cria um coração ferido emocionalmente.

Tão logo reconhecemos essa verdade, percebemos que todos os outros sofrimentos emocionais resultam disso. Se todos alcançarmos a elevação ao entendermos (ou pelo menos conhecermos) o conceito de uma mente transcendente e da conexão entre mente, corpo e espírito, então o sofrimento emocional não será vivenciado no padrão em que é hoje. Claro, ainda sentiríamos emoções desconfortáveis, mas estaríamos mais bem equipados para lidar com elas. Saberíamos que todos nós somos, no âmago, iguais. Respeitaríamos a divindade do outro. Ficaríamos à vontade em nosso corpo e aceitaríamos as nossas diferenças. Recuperaríamos o nosso poder pessoal e daríamos um passo para expressar a magnificência de quem somos realmente. Seríamos mais compassivos e colocaríamos a vida de outros seres humanos acima do lucro. Trabalharíamos em colaboração, não em competição, e nos esforçaríamos para alcançar um senso de profundo contentamento interior. Em suma, nos afastaríamos de uma cultura que se concentra em servir apenas a nós mesmos e às nossas famílias imediatas, e começaríamos a perceber o divino em tudo. Se todos nos concentrássemos em servir uns aos outros, então ninguém passaria necessidade, porque sempre haveria alguém pronto a ajudar.

Para materializarmos esse tipo de sociedade, primeiro temos de trabalhar no sentido de elevar a consciência individual, e o começo desse trabalho é conosco. Antes de olharmos para os pecados dos outros e julgá-los, primeiro temos de resolver nossas feridas. Devemos tomar consciência de nossas feridas emocionais e procurar curá-las não só em benefício próprio, mas também pelas nossas gerações futuras. Afinal, o que não resolvermos será herdado por nossos filhos.

Resumo do primeiro elemento

- Somos dicotômicos por natureza: somos tanto uma mente individual como também fazemos parte de uma mente transcendente.

O eu individual

- Precisamos ir além da terapia tradicional se quisermos experimentar uma cura mais profunda.

- A ferida emocional ocorre por duas razões: primeiro devido à energia aprisionada das dores e dos traumas emocionais; segundo porque não compreendemos que fazemos parte de uma mente transcendente. A ferida emocional, em seu âmago, vem de não estarmos reconhecendo nosso verdadeiro propósito e nossa verdadeira identidade como almas.

- Para alcançarmos a cura, temos de encontrar nossas almas, tratar de nossos egos e prestar atenção a nossos corpos.

- Somos naturalmente projetados a expressar características como amor, compaixão, empatia e perdão.

- A fim de materializar uma sociedade de consciência superior, primeiro devemos trabalhar em nós mesmos, pois o que não curarmos será herdado por nossos filhos.

O segundo elemento: cura emocional
O processo de cura

Alguns meses antes de procurar terapia, Jasmine, uma de minhas clientes, contou a um colega de trabalho que se sentia perdida e, ao mesmo tempo, convencida de que havia algo "maior" lá fora. O colega dela, que já cultivara a ideia da consciência em sua vida pessoal, comentou que, para buscar algumas respostas, talvez ela precisasse olhar mais profundamente para dentro de si.

Nos dois meses seguintes, a conversa não saiu da cabeça de Jasmine, até que, por fim, quando a situação em sua vida pessoal se complicou, ela decidiu entrar em contato comigo. Jasmine chegou à terapia com o que parecia (a partir da perspectiva dela) basicamente uma questão de relacionamento. Após um breve bate-papo, veio à tona que Jasmine ansiava por respostas a muitas perguntas. Ela estava cansada de observar o mesmo padrão repetitivo que a vida lhe manifestava. Percebeu que, no fundo, acreditava ser uma vítima e tinha a sensação de que, em sua vida, sempre enfrentara problemas para se relacionar com as amigas.

Desta vez, Jasmine estava em dificuldades com Kate, uma de suas amigas. Ela achava que essa amiga a tratava mal. Jasmine, não sendo uma pessoa muito sociável, tinha medo de perder o seu já pequeno grupo de amigas. Também estava triste porque, há mais de cinco anos, não se envolvia em um relacionamento romântico com ninguém.

A terapia ajudou Jasmine a trabalhar essas questões. Com o passar do tempo, ela começou a se abrir com Kate e também a explorar a sua própria autenticidade. Aos poucos, percebeu que a vida foi abrindo as portas para ela. Algumas semanas após se expressar e se esforçar para tornar-se mais autêntica, Jasmine percebeu que seus relacionamentos começaram a mudar para melhor, e Kate parou de entrar em contato com ela. E não foi só isso. Pouco tempo depois, conheceu um homem maravilhoso que cuidou dela e a valorizou do jeito que ela merecia, coisa que não acontecia há anos. Jasmine voltou a sentir algo que não sentia há um bom tempo: uma sensação de contentamento interior.

Jasmine me ligou alguns meses depois de melhorar seus relacionamentos. Contou que recentemente havia experimentado a mais bela e esmagadora sensação de compaixão por sua melhor amiga Kate enquanto dirigia. Relatou que essa experiência a tomara de surpresa, porque, em primeiro lugar, há algum tempo já não pensava mais em Kate. Em segundo lugar, embora já não se enxergasse como vítima, Jasmine tampouco estava em um lugar em que sentia compaixão por Kate – ou seja, estava com sentimentos "neutros" em relação ao caso. Por fim, Jasmine expressou que não tinha

O processo de cura

certeza se era possível um dia sentir puro amor e compaixão por Kate da maneira como costumava fazer.

Entretanto, após experimentar esse sentimento esmagador no carro naquele dia, Jasmine disse que sentiu como se o coração dela estivesse começando a sarar. Também compartilhou que não era uma experiência que conseguia expor em palavras, mas que a cura fora além da mente.

Olhando a cura em retrospecto, Jasmine afirmou que não conseguiria apontar como ou por que havia se curado, mas reconheceu algumas coisas sobre a mudança. Embora não tivesse conhecimento prévio sobre isso, ela contou que, ao explorarmos o tema da consciência, havia algo familiar em nossas discussões. Em outras palavras, no fundo ela sabia que fazia parte de algo mais grandioso, que a vida não tinha a ver apenas com o seu corpo físico e a sua mente. Equipada com esse conhecimento, sentiu que precisava romper o padrão de más escolhas em suas relações interpessoais e começar a tomar medidas que, embora dolorosas, eram necessárias – precisava parar de se fazer de vítima. Além disso, explorar a consciência a fez perceber que não conseguiria controlar todas as circunstâncias da vida. Em última análise, ela precisava desenvolver uma confiança na vida, ou seja, se adotasse as medidas mais positivas, a vida certamente retribuiria.

Jasmine teve de aprender a se conectar com sua autenticidade, e isso não dependia de sua mente consciente. Precisava ir além para se conectar com o seu "eu" mais profundo. Explorando a consciência, explorou o conceito da alma e o que isso significava para si. Precisou aprender a ouvir o próprio coração, e, embora nem sempre gostasse do que ouvia, sabia que era a verdade.

O Poder da Mente | Sunita Pattani

Uma das observações mais importantes de Jasmine foi constatar que sua cura não foi um processo linear com passos contínuos. Às vezes, faltavam-lhe palavras para descrever como e o que havia mudado em seu interior. Sentiu (como muitos outros que trilharam o caminho da cura profunda) primeiro que entendeu intelectualmente a ideia da alma e da consciência. Embora, no fundo, acreditasse que isso era verdadeiro, ela declarou que a cura só ocorreu após conseguir internalizar o conceito. A cura de Jasmine surgiu quando seus sentimentos mudaram, mas ela não conseguia descrever direito como acontecera, só que precisara dar tempo ao tempo até ter a sensação de que seu coração havia se aberto. Isso não é algo que ela conseguiria ter alcançado apenas com a própria mente.

Cura emocional

A verdade da questão é que não sei *exatamente* como ocorre a cura emocional – em especial, nos casos em que a cura é considerada milagrosa. Entretanto, passei uns anos observando minhas próprias experiências de cura, bem como as experiências dos outros, e vou compartilhar com vocês o que sei sobre esse elemento.

Existem níveis diferentes de cura

Para a maioria das pessoas, a cura emocional é um processo contínuo que ocorre gradativamente ao longo do

O processo de cura

tempo. Passamos por um processo de reconhecer e remover camadas de programação e falsas crenças construídas no decorrer de nossa vida. No Capítulo 5, citei que a ferida emocional resultava de dois motivos: o primeiro era a energia aprisionada, e o segundo era não reconhecer que somos parte de uma mente transcendente. O processo de cura, portanto, reflete esses dois fatores. Ao longo dos anos, observei que ocorrem dois tipos principais de cura: a *cura específica* e a *cura mais profunda*.

A cura específica ocorre em resposta a determinado problema, por exemplo, a um transtorno de compulsão alimentar, que pode ser curado por uma série de técnicas diferentes e modalidades de curas. Podemos tratar da fisiologia e da psicologia da pessoa e ajudá-la a lidar com o problema. No entanto, é importante notar que, embora a pessoa consiga curar o transtorno de compulsão alimentar, talvez não tenha alcançado uma mudança profunda em sua percepção. Em outras palavras, pode ter abordado certos aspectos da mente e do corpo, mas sem experimentar uma cura mais profunda. É por isso que algumas pessoas talvez ainda tenham uma sensação de vazio após a cura de seus problemas específicos. E é por esse mesmo motivo que, às vezes, nos deparamos com pessoas que se consideram afortunadas em todos os sentidos e, ainda assim, experimentam um vazio.

O segundo tipo de cura é a cura mais profunda. Isso acontece quando a pessoa vivencia uma mudança significativa em sua percepção e passa a enxergar o mundo de forma diferente. Esse tipo de cura pode ocorrer de forma gradual ou instantânea, e, em alguns casos, as pessoas acham difícil a reintegração à vida cotidiana. A cura mais profunda muda a pessoa em seu âmago e pode ocorrer a qualquer momento. Como citado no capítulo anterior, isso não significa necessariamente que o indivíduo permaneça o tempo inteiro nesse estado mais elevado de consciência, mas que entra e sai dele e começa a encarar a vida a partir de uma perspectiva diferente.

É possível, também, que uma pessoa experimente essa cura mais profunda, mas ainda assim tenha dificuldades com a cura específica. Na verdade, creio que isso tenha acontecido comigo. Comecei a experimentar uma cura mais profunda enquanto enfrentava meu transtorno de compulsão alimentar. Eu necessitava de um conjunto diferente de habilidades para curar aquele problema específico. Isso também pode se manifestar ao inverso, ou seja, às vezes, eu trabalho com pessoas que curam seus problemas específicos, mas decidem continuar comparecendo ocasionalmente às sessões porque sentem que uma cura mais profunda está acontecendo. Elas nem sempre têm a certeza de como ou por que essa cura está ocorrendo, mas afirmam que é muito útil explorar a perspectiva multidisciplinar que eu compartilho com elas. Por meio de uma combinação da cura específica e da mais profunda, conseguimos tratar o indivíduo como um "todo" (mente, corpo e espírito). Acredito que muitos acabam experimentando uma mudança na percepção e, em algum momento, começam a questionar o propósito mais profundo da vida.

Sentimos que houve uma mudança quando nosso coração começa a se curar e quando começamos a reconhecer quem realmente somos. Isso acontece no momento em que

O processo de cura

passamos a corrigir nossas percepções sobre nós mesmos, os outros e o ambiente ao nosso redor. Sabemos que uma cura está em andamento quando o amor, a compaixão, a bondade e a unidade começam a preencher nosso coração. Somos capazes de ver os desafios da vida sob um novo prisma, à medida que começamos a experimentar um nível maior de paz interior.

Não existe um método único para alcançar a cura

A jornada rumo à cura é única para cada indivíduo. Não existe um método isolado para alcançar a cura emocional, mas, em vez disso, existem muitas rotas diferentes pelas quais as pessoas podem enveredar. Algumas das pessoas com quem trabalhei experimentaram o início da cura por meio de sua religião, enquanto, para outras, o processo começou pela terapia ou por considerarem a ideia de que são uma alma. Em outras pessoas, também, a transformação começou porque se conectaram com algo que alguém disse, por meio de um filme a que assistiram ou, até mesmo, ao testemunharem um grande sofrimento em primeira mão. *Um curso em milagres* afirma que a psicoterapia e a religião são duas experiências que, em seus níveis mais elevados, tornam-se uma só. Nenhuma das duas é a verdade, mas as duas podem levar à verdade. São caminhos, avenidas que a mente consciente trilha para estimular o processo misterioso de uma cura mais profunda.

Em geral, as pessoas questionam por que sofrem emocionalmente e perguntam por que a vida lhes impõe circunstâncias desafiadoras. Eu lhes respondo que são essas circunstâncias desafiadoras que nos dão a oportunidade de crescer como indivíduos. Quando a vida nos encurrala em um canto, não temos opção além de mudar nossa percepção e aprender mais sobre nós mesmos. Também podemos nos tornar mais compassivos com outras pessoas que experimentam obstáculos semelhantes. Se, por outro lado, decidimos evitar a mudança, continuaremos a enfrentar desafios semelhantes ao longo da vida. Da mesma forma, para alguns de nós, o sofrimento emocional é necessário para que consigamos nos elevar e cumprir a vocação de nossa vida. Tive que me esforçar tremendamente para ser capaz de trabalhar com os outros. Por isso, no meu caso, os meus tempos mais sombrios acabaram se tornando o meu maior presente.

A cura pode ser instantânea ou gradativa

Como já mencionado, pouca gente experimenta uma cura instantânea. É como se alguém tivesse removido uma venda de seus olhos e agora eles enxergassem claramente. As pessoas entendem o propósito mais grandioso da vida e suas prioridades mudam. A vida pode se centrar mais em servir, e, às vezes, os indivíduos que passam por essa percepção podem ter dificuldade em se reintegrar ao cotidiano normal.

No entanto, para a maioria das pessoas, a cura emocional leva tempo e, com frequência, pode ser um processo de dar dois passos à frente e um para trás. A mudança é gradativa – mas também é perceptível quando se olha para trás após um tempo. Desafios frequentes ainda ocorrerão,

O processo de cura

mas, no fim das contas, a nossa maneira de lidar com eles muda. Não é algo que pode ser forçado ou apressado, mas um processo que acontece em seu próprio ritmo.

Intenção e permissão

A cura emocional é uma combinação de intenção e permissão. Ao longo dos anos, fiz uma observação interessante sobre o processo de cura: há apenas certa quantidade de cura que conseguimos alcançar por meio de nossa mente consciente; o restante da cura acontece por meio da mente transcendente, e é um processo inconsciente. Às vezes, não importa o quanto desejamos nos curar, a cura acontece em seu próprio tempo. Com muita frequência, o desejo de cura vem da mente, mas a cura em si acontece em um nível mais profundo, e não podemos forçar esse processo. A mente transcendente é a energia dentro de nós que já está curada. Ao longo das eras, as pessoas chamaram essa energia de termos diferentes: Espírito Santo, Paramatman; o Deus em nosso interior; Amor. Esse é um estado diferente para a mente consciente, que atua a partir de um estado limitado. Ela se preocupa, tenta controlar as situações e procura soluções para os problemas. Tenta promover uma mudança de cura apenas pelo pensamento, mas, na maioria das vezes, nossos sentimentos profundamente enraizados vêm à tona e dificultam a mudança. A terapia convencional trabalha com a mente consciente.

A mente transcendente, porém, atua a partir de um estado iluminado e, muitas vezes, funciona de modo sutil.

A nossa tarefa é aplicar a nossa mente consciente para desencadear e nos abrir para a cura oferecida pela mente transcendente. A nossa missão é relaxar e convocar a mente transcendente para continuar a cura, e, por meio desse processo, queremos vivenciar a verdade de quem realmente somos. Em nosso estado consciente comum e limitado, não sabemos quando essa cura vai ocorrer e tampouco podemos prever por qual método ela vai ocorrer.

Como já mencionado, a cura emocional acontece quando o amor preenche o nosso coração e, embora possamos tomar medidas práticas (como aprender técnicas de modificação do comportamento) para iniciar o processo de cura, isso não necessariamente preenche o nosso coração com amor. As técnicas de modificação do comportamento acontecem em nossa mente, e a cura mais profunda à qual me refiro neste livro acontece em cada célula de nosso corpo. É um pouco parecido com a jornada que a ciência newtoniana fez ao longo dos anos até o mundo quântico, a jornada de um resultado previsível rumo a um resultado inexplicável. Chega ao ponto em que uma energia maior impulsiona a cura.

Com exceção dos casos em que ocorre de modo instantâneo e totalmente inesperado, a cura emocional costuma ser uma combinação de intenção e permissão. Ter o desejo e, em seguida, a intenção de se curar, desencadeia o processo de cura. Ao reconhecermos que o sofrimento emocional está nos afetando em muitos níveis e que essa dor se torna insuportável, tomamos a decisão de mudar. Essa é uma etapa necessária porque abre nossa mente para as mudanças positivas que estão por vir. Começamos a buscar maneiras de nos sentirmos melhores e experimentamos

O processo de cura

diferentes modalidades de cura, conectando-nos às que nos adaptamos mais. Aos poucos, aprendemos o impacto que nossos pensamentos têm sobre o bem-estar físico e emocional. Questionamos o nosso comportamento e, sempre que possível, começamos a mudar nossas respostas.

O caráter intencional de cura envolve pensamento consciente e ação. Esse é o "fazer", a parte "prática" do processo de cura – a parte iniciada por meio de nossa livre vontade. Contudo, essas ações oriundas da parte consciente e limitada de nossa mente são limitadas também em sua capacidade de nos curar plenamente. É aqui que a terapia convencional atinge um obstáculo, e é por esse motivo que indivíduos que já tentaram de tudo entram em minha clínica plenamente prontos e dispostos, mas ainda em sofrimento.

O segundo ingrediente necessário à cura emocional é o processo de permissão, que, como diz o nome, envolve permitir o processo de cura. Anteriormente, mencionei que não sabia exatamente como acontece a cura emocional: conheço os resultados e estou ciente das etapas que podemos seguir para promover a cura emocional, mas não conheço o exato mecanismo que promove a cura. Sei é que a mente transcendente está agindo durante esse processo, e sei também que esse processo é facilitado se você estiver em um estado de relaxamento, alegria e desapego em relação aos resultados.

Estou ciente de que parece quase contraditório falar em desapego em relação ao resultado (que é o bem-estar emocional) quando a cura é a intenção primordial. Porém, apegar-se ao resultado e preocupar-se com a conquista ou não da cura serve para nos desviarmos do relaxamento. Isso cria um ruído na mente consciente e pode instalar uma resistência à cura em si. Portanto, o relaxamento, a alegria, o desapego e a fé são aspectos necessários que ajudam a fase de permitir que a cura aconteça.

As quatro fases do processo de cura

Para explorar o processo de cura em mais detalhes, vamos nos debruçar sobre suas quatro fases a seguir. É importante notar que esse processo nem sempre ocorre de forma linear, que as fases se sobrepõem em muitos casos e que, em muitos outros, os indivíduos alternam entre elas repetidamente. Por exemplo, não é raro que uma pessoa vivencie as fases 1, 2 e 3 e, mais tarde, retorne à fase 1 em um estágio posterior. Esse processo de quatro fases é a representação geral de como a cura é vivenciada, tanto a específica, quanto a mais profunda.

- **Fase 1: expressar a intenção e explorar**

Como explicado anteriormente, durante esse processo o indivíduo se abre para a ideia da cura emocional. Isso costuma acontecer quando experimentamos circunstâncias difíceis na vida e decidimos que está na hora de procurar ajuda.

Durante essa fase, a pessoa expressa a intenção de se curar e começa a trabalhar em cima dos próprios pensamentos e sentimentos. Para muitas pessoas, esse simples processo já fornece muito alívio, à medida que começam a falar abertamente (em um ambiente seguro) sobre coisas que talvez as estejam incomodando há um bom tempo. As pessoas

O processo de cura

vão começar a realmente se conectar com seus sentimentos e a processar qualquer sofrimento que for preciso. Também passarão a refletir sobre seus pensamentos e comportamentos e a questioná-los. Muitas delas poderão dar início ao desenvolvimento de um alto nível de conscientização.

Muitas vezes, nessa fase, consigo explorar as crenças espirituais de um indivíduo e compartilhar com ele ou ela pesquisas e informações adicionais. Também analisamos a tomada de passos práticos, se eles forem necessários, e isso vai depender inteiramente de cada pessoa e de sua circunstância única. Algumas preferem apenas métodos terapêuticos convencionais, enquanto outras escolhem um nível mais profundo de exploração. Acredito que todo esse processo impulsiona um nível mais profundo de cura.

- **Fase 2: ser, relaxar e permitir**
O indivíduo experimenta um estado diferente de consciência durante essa fase de cura. Na fase 1, toda uma gama de emoções pode ser experimentada. Uma pessoa pode sentir qualquer coisa, desde alívio até raiva, estresse e dor extremos. Mas a fase 2 tem a ver com relaxar e *ser*.

Às vezes, costumo apresentar aspectos dessa fase simultaneamente à fase 1, mas tudo vai depender da pessoa com quem eu estiver trabalhando. Essa fase tem a ver com aprender a relaxar e a "ser" no momento presente: tem a ver com deter-se para vivenciar o espaço em que você está; tem a ver com respirar e se conectar à sua respiração. Tem a ver com permitir-se a apenas vivenciar o momento presente, seja lá o que estiver acontecendo. Aqui você se conecta com a vida, não importando quanto você seja ocupado ou quanto perceba que sua situação está ruim. Permita-se, só por um momento, estar à vontade na posição em que se encontra; permita-se o espaço, o tempo e o dom de parar, respirar e relaxar.

Relaxar não envolve "fazer" qualquer coisa para alcançar um resultado específico, é muito diferente. Não envolve ficar remoendo pensamentos e corrigi-los nem ficar "pensando" em encontrar soluções. Essa fase tem a ver com ser, ou seja, vivenciar o momento presente, seja ele bom ou ruim. Envolve perceber que nada dura para sempre e ter fé de que a mente transcendente o está curando à medida que você pratica a habilidade de ser.

Nesse ponto, o único "fazer" que eu incentivo é o de coisas que tragam uma sensação de prazer. Pode ser qualquer coisa que você goste: ler, cozinhar, fazer cartões, tocar um instrumento musical, construir algo, colorir, montar um quebra-cabeça, socializar com os amigos, sair para uma caminhada, ouvir música, dançar em sua sala de estar... tudo o que lhe proporcione algum nível de felicidade e contentamento. (Observe, porém, que essas atividades devem ser "seguras" e não intoxicar sua mente ou seu corpo. Não recomendo o consumo de drogas ou álcool.)

- **Fase 3: mudar**
  Como já mencionado, enquanto algumas pessoas experimentam uma cura instantânea, muitas outras experimentam a cura emocional ao longo do tempo e costumam achar difícil identificar exatamente quando ocorre a mudança na própria percepção. A história de Jasmine, no começo deste capítulo, ilustra esse ponto. Ela afirma não saber exatamente

O processo de cura

quando ou como a mudança ocorreu, mas, com o tempo, havia mudado e experimentado uma cura.

Em nossa jornada, chega um momento em que reconhecemos que a nossa percepção mudou. Às vezes, a mudança pode ser bastante significativa, quando a pessoa se dá conta de que não se sente mais confortável em seu ambiente cotidiano. Trabalhei com muitos indivíduos que mudaram e, em seguida, perceberam que já se adaptavam melhor ao habitual círculo de amigos. Assim, a pessoa passa a pensar e a se comportar de forma diferente, e começa a viver a vida sob uma percepção renovada.

Mas não se iluda: a vida não se torna livre de obstáculos. Os indivíduos ainda têm problemas; ainda têm famílias e empregos aos quais precisam permanecer integrados, mas abordam os desafios de modo diferente. Também é importante perceber que a mudança é contínua, e uma pessoa segue experimentando mudanças em sua consciência ao longo do tempo. É bem possível que você leia o mesmo livro de desenvolvimento pessoal por dez anos e, a cada nova leitura, aprenda algo novo com ele. As informações no livro permanecem as mesmas, mas a sua percepção e compreensão mudaram e, portanto, você vai interpretar as informações de forma diferente.

- **Fase 4: viver a mudança**

A fase 4 tem a ver com continuar a combinação de fazer e ser, pois o bem-estar emocional requer certo esforço de nossa parte. As pessoas deixam a terapia com ferramentas, técnicas e, com sorte, um nível mais alto de conscientização. Entretanto, a vida continua aprontando suas surpresas e, se não prestarmos atenção, os velhos pensamentos e comportamentos podem surgir de novo. É importante lembrar que acabamos nos tornando aquilo em que mais pensamos. Sim, é fundamental reconhecer os sentimentos negativos quando eles surgem, mas é igualmente importante reconhecer que esses sentimentos são passageiros. Também é necessário investir um tempo em livros, filmes e áudios que sejam positivos e em boa companhia para manter-se focado na positividade. Em seguida, discutiremos as ferramentas para a cura emocional em mais detalhes.

Resumo do segundo elemento

- Existem dois tipos de cura: a cura específica, que lida com questões específicas, e a mais profunda, que é uma mudança profunda na percepção. Quando combinados, os dois tipos de cura atuam na pessoa como um "todo".
- A cura não ocorre necessariamente de forma linear e, com muita frequência, envolve avançar dois passos e retroceder um.
- É preciso dar tempo ao tempo para a cura emocional, e não podemos forçar esse processo.
- A cura é uma mescla de intenção e permissão. Utilizamos a nossa intenção para dar o pontapé inicial no processo de cura, mas chega o momento em que precisamos dar a permissão para que o processo aconteça.

O terceiro elemento

Ferramentas para a cura

Esse elemento destaca algumas ferramentas que podemos utilizar para impulsionar o processo de cura transcendente.

Primeira ferramenta: esteja pronto, disposto e comprometido

As pessoas, em sua maioria, acham que estão prontas, dispostas e comprometidas a mudar, mas será que estão mesmo? Estar pronto, disposto e comprometido significa estar constantemente dedicado ao trabalho. Afinal de contas, a mudança verdadeira exige afinco e paciência. Isso significa que precisamos estar cientes de nossos pensamentos e ações de modo constante. Também significa que precisamos estar dispostos a ir fundo e a questionar a validade de nossas crenças mais fortes.

A mudança profunda exige observar, questionar, arrancar nossas máscaras e olhar para nós mesmos a fim de ver quem realmente somos. Esse processo nos obriga a aceitar a vulnerabilidade, pois pode ser a primeira vez em que estamos realmente explorando nossos pensamentos íntimos, sentimentos, atos e medos. Em suma, pode ser a primeira vez em que começamos a nos conhecer de verdade – e é possível que isso seja um pouco desconfortável.

Também vale a pena lembrar que a jornada de cura mais profunda é, muito provavelmente, um processo que dura uma vida inteira. Eu aviso aos meus clientes que a jornada deles não se encerra com o fim da terapia, mas que continua à medida que começam a experimentar a vida sob um prisma renovado. Explico a eles: vocês vão continuar enfrentando situações, pensamentos e sentimentos desafiadores, mas a tarefa de vocês é lembrarem-se continuamente de quem realmente são. Peço a eles que se lembrem do que precisam fazer para se cuidarem física e emocionalmente; e, o mais importante de tudo, peço que continuem explorando e se envolvendo em atividades que continuarão a impulsioná-los adiante.

Segunda ferramenta: trabalhe na mudança de percepção

Experimentamos a vida de acordo com nossas percepções, e mudá-las significa, portanto, uma mudança na maneira como experimentamos a vida. Anteriormente, frisei que não reconhecer o nosso verdadeiro propósito e nossas identidades como almas é o que cria um coração emocionalmente ferido.

Ferramentas para a cura

Portanto, corrigir a percepção tem a ver com expressar gradativamente a verdade sobre quem realmente somos – indivíduos magníficos e com um potencial enorme.

Desde a infância, meu irmão Aman sempre teve uma personalidade sociável – o tipo de pessoa que ilumina qualquer ambiente com sua mera presença. Popular na escola e na universidade, ele tinha um bom grupo de amigos leais. Anos atrás, ele se formou em Negócios e Marketing na universidade e, por sorte, um membro da família conseguiu uma entrevista de emprego para ele em uma boa empresa de produtos eletrônicos. Aman estava empolgado para começar a carreira profissional e confiante de que teria um bom desempenho na entrevista.

O dia da entrevista chegou e me lembro de Aman saindo de casa para atender à ligação no jardim. (A entrevista envolvia várias fases, e a primeira delas era uma ligação telefônica.) Um tempinho depois, ele entrou de novo em casa, e logo percebi, por seu olhar, que algo não estava certo. Ele me contou que a entrevista estava indo muito bem, até que, no final dela, cometeu um deslize. Ficou com a sensação de que havia arruinado as chances de conseguir o emprego e estava certo. No dia seguinte, soube que não se saíra bem e ficou bastante deprimido. Sentiu que havia decepcionado a família, especialmente porque a entrevista fora por indicação de um familiar. Ficou com raiva de si mesmo por ter cometido aquele erro e o desânimo tomou conta dele. Acabou perdendo toda a confiança na capacidade que tinha de passar em uma entrevista e conseguir um bom trabalho.

Semanas mais tarde, convidei-o para um seminário motivacional do qual eu estava participando, mesmo sabendo que ele não tinha o perfil de quem gosta de participar desses eventos. Fiquei agradavelmente surpresa quando ele aceitou meu convite, e eis que esse seminário mudou totalmente a percepção dele. Até hoje, Aman não tem certeza de como exatamente a mudança ocorreu, mas, naquela mesma noite, enfiou na cabeça que era bom o suficiente e inteligente o suficiente para conseguir um emprego, e conseguiu um em menos de uma semana. Passou a ter um desempenho incrivelmente bom e a revelar um dom natural para compreender o comportamento humano, talento que faz dele um excelente vendedor. Na verdade, Aman é uma das poucas pessoas que conheço que domina o processo de entrevista com tanta maestria que poderia conseguir outro emprego em poucos dias, se necessário.

Uma mudança na percepção permite que vislumbremos um panorama mais amplo, nos brinda com a oportunidade de enxergar não só a magnificência em nós mesmos, mas também nos outros. Transforma, também, o medo em coragem e nos deixa mais tranquilos com o desconhecido à medida que começamos a reconhecer que não podemos controlar tudo. Percebemos que a experiência mais significativa, mais surpreendente e impactante acontece quando menos esperamos, de uma forma inexplicável, que nunca poderíamos ter previsto. Uma mudança na percepção permite que nossa parte transcendental nos inspire a ter ações mais nobres.

Anteriormente, contei que alguns de meus clientes ainda compareçem a sessões ocasionais, embora os problemas específicos deles já tenham sido curados. Já não precisam mais de terapia para algo em particular, mas, em

Ferramentas para a cura

vez disso, sentem que experimentam mudanças na percepção por meio das informações exploradas durante as sessões. Uma mudança na percepção pode ser provocada de várias maneiras e no âmbito de qualquer estrutura temporal. Às vezes, a mudança é aleatória, sem qualquer inserção consciente de dados de nossa parte. Noutras ocasiões, porém, trabalhamos ativamente para alterar a nossa percepção. Então, o que é necessário para experimentar uma mudança na percepção?

Fundamentalmente, a mudança surge quando experimentamos uma modificação em nosso sistema de crenças, o que nos permite vislumbrar as coisas sob um prisma diferente. A terapia é um dos gatilhos que desencadeiam a mudança. À medida que os indivíduos começam a falar sobre os próprios problemas e a observar pensamentos e comportamentos, também começam a enxergar as coisas sob uma perspectiva diferente e, muitas vezes, essa reflexão provoca a mudança. A fim de promover uma mudança ainda mais profunda, podemos começar a questionar o mais grandioso propósito espiritual da vida: quem somos nós, de onde viemos e para onde vamos quando morremos? Podemos olhar para aqueles que estiveram aqui antes de nós e também para aqueles que experimentaram EQM ou curas milagrosas. Creio que ler sobre os milagres da vida real é um poderoso modificador de percepção, porque, por um curto período, isso nos afasta da rotina da vida, algo que, para muita gente, parece igual: acordar, arrumar-se, tomar café da manhã, trabalhar, almoçar, trabalhar de novo, voltar para casa, cozinhar, fazer tarefas domésticas, passar um tempo com a família e depois ir dormir. Ficamos tão envolvidos em nossas rotinas que nos esquecemos de olhar para fora de nós mesmos e, portanto, perdemos algumas das coisas bonitas que acontecem ao nosso redor. Ficamos acostumados a ver o noticiário com tudo o que não está bem no mundo e assistimos a dramas em que os egos dos personagens criam o enredo. Não que haja algo errado com isso. As notícias podem ser, com certeza, muito úteis para realçar como precisamos fazer mudanças pessoais e globais urgentes. Mas se não formos cuidadosos, tomar essas medidas repetitivamente alimenta um sistema de crenças que não está nos servindo muito bem. Hoje, mais do que nunca, precisamos acreditar que as coisas podem ser diferentes. Precisamos entender que não somos só indivíduos a quem as coisas acontecem, mas que temos o poder de fazer com que as coisas aconteçam. Embora não consigamos controlar todos os resultados, podemos escolher viver a vida de forma diferente: ter uma alimentação saudável, exercitar-nos rotineiramente, amar e rir com frequência e prestar atenção a milagres que nos lembram de nossa magnificência.

Assistir, ler ou passar o tempo com pessoas que nos inspiram pode criar mudanças na percepção. Se você estiver tentando alcançar algo em particular, busque maneiras para que isso se concretize, em vez de procurar por problemas e motivos para que não se concretize. Inspire-se no exemplo de pessoas que realizam os próprios sonhos contra todas as probabilidades e você vai perceber que há um tema comum: a maneira como elas pensam e a maneira como elas encaram as coisas. Vale a pena notar que algumas das pessoas mais bem-sucedidas tiveram uma infância humilde.

Prestar serviços comunitários é outro meio de mudar a sua percepção das coisas. Fazer a diferença na vida de

Ferramentas para a cura

alguém, não importa quão singelo possa parecer, pode ajudar a mudar nossa percepção. Prestar serviços voluntários (por amor, não por obrigação), além de ajudar o próximo, também nos ajuda porque, em certo nível, nos faz sentir bem e nos conecta como seres humanos. Embora desastres naturais prejudiquem indivíduos e comunidades, eles também suscitam grandes demonstrações de compaixão. Quando ocorrem, abafam nossos egos e trazem à tona o amor, a compaixão e a bondade. Começamos a ver gente de todas as esferas da vida se unindo para ajudar uns aos outros. No meio da calamidade, reconhecemos de súbito que o dinheiro, o *status* ou os pertences materiais não podem nos salvar. Em última análise, além da aparência superficial, nada nos diferencia uns dos outros. Somos todos humanos e experimentamos o amor e a dor, no fim das contas, e nenhum de nós consegue escapar do fato de que um dia deixaremos nosso corpo físico. Todos temos as mesmas necessidades básicas e, no fim da vida, a única coisa que realmente vai contar é: usamos a nossa vida para fazer a diferença? Quanto foi que amamos? Quanto fomos gentis? Quanta compaixão demonstramos? Vivemos de forma autêntica? Exercemos nosso papel em deixar um mundo melhor para as gerações futuras?

Mudar a percepção tem a ver com reconhecer que cada situação pode ser encarada de forma positiva ou negativa. Cada experiência, não importa quão desafiadora seja, oferece a oportunidade de crescimento pessoal e nos dá uma escolha de como queremos responder. Em qualquer momento e circunstância, podemos escolher o perdão, no lugar da vingança; a bondade, no lugar da hostilidade; o amor, no lugar do ódio. É a percepção que nos permite transformar os períodos mais sombrios de nossa vida nos maiores dons que podemos oferecer. É por isso que, às vezes, vemos pessoas que se recuperaram de uma doença específica se dedicarem a ajudar outras que enfrentam o mesmo desafio. É importante notar que a percepção é uma escolha: uma escolha que pode criar experiências de paz interior ou de sofrimento interior.

Terceira ferramenta: observe suas histórias e questione suas crenças

Outra excelente ferramenta para ajudar na cura emocional é observar suas histórias e questionar suas crenças. O que muitos de nós não percebemos é que, na maior parte do tempo, estamos envolvidos em um diálogo interno. Estamos constantemente interpretando situações e nos contando histórias com base no que percebemos. Se desejamos experimentar um estado de alegria interior, devemos analisar as histórias que contamos a nós mesmos e questionar a validade delas. Devemos dar uma olhada minuciosa em nossas crenças e nos perguntar se elas estão nos ajudando da maneira correta. Eis algumas estratégias que irão ajudá-lo a prestar atenção em seu diálogo interior:

1) *Seja objetivo*. Às vezes, podemos estar tão imersos em nossos pensamentos que não enxergamos a situação claramente. Por alguns instantes, imagine que você é um estranho enfrentando aquele desafio. Costumo pedir a meus clientes para imaginar que estão assistindo a um filme da

Ferramentas para a cura

situação, com atores encarnando os papéis. Peço-lhes que avaliem os sentimentos de cada ator e, também, o raciocínio por trás das ações deles. Esse exercício permite que pratiquem objetividade e empatia, que se coloquem no lugar de outra pessoa e tentem entender o ponto de vista dela. Também me ajuda a constatar se eles próprios estão percebendo a situação de modo claro. Com base nisso, solicito que reflitam sobre o diálogo interno que estão travando: o que eles têm dito a si mesmos sobre a situação? E o mais importante: a situação é verdadeira e foi percebida com exatidão?

Quando Anna tinha 18 anos, percebeu que estava desenvolvendo uma atitude pouco saudável em relação à comida e ao ato de comer, e queria entender como poderia impedir que isso progredisse, procurando por mim para terapia. Embora estivesse com peso e tamanho saudáveis para sua idade, ainda se sentia gorda. Logo descobrimos que Anna gostava de se comparar com as modelos das revistas que costumava ler. Isso criara um diálogo interno negativo dentro dela, no qual ela dizia a si mesma com frequência que não era boa o suficiente e que precisava comer menos para emagrecer.

Durante as sessões, pedi a Anna que questionasse aquele diálogo interno. Pedi que encarasse a verdade da situação – que enxergasse a situação como ela era, não como ela achava que era. Também exploramos como as imagens, às vezes, passavam por edição nas revistas e como isso podia alterar a aparência de alguém. Com o tempo, Anna começou a perceber a importância de prestar atenção a seus pensamentos e de questioná-los. Entendeu que, apesar de sua mente ser imensamente útil, nem sempre mostrava com exatidão o modo como percebia situações. Portanto, às vezes,

O Poder da Mente | Sunita Pattani

ela precisava recuar, prestar atenção em seus pensamentos e questionar a validade deles.

2) *Passe um tempo do dia em silêncio, prestando atenção aos seus pensamentos.* Talvez uma das características mais úteis que temos como seres humanos seja a capacidade de prestar atenção a nossos próprios pensamentos. Avalie o seguinte: existe uma parte de nossa mente em que o pensamento surge, mas também uma que se dá conta de que o pensamento está surgindo. Qualquer pessoa com experiência em libertar-se de um vício sabe que, às vezes, a mente pode ser muito convincente em sua tentativa de nos arrastar de volta ao comportamento negativo. Uma parte da libertação, porém, é reconhecer quando a mente está fazendo isso e, então, escolher não se envolver no vício.

No passado, trabalhei com muitas pessoas que criaram o hábito de reagir instantaneamente a uma situação. Elas se tornam tão envolvidas nos acontecimentos e, ao mesmo tempo, nos diálogos internos que sequer param para pensar nas respostas que dão às situações ou se as estão percebendo de modo exato. Muitas vezes, isso resulta em mais brigas, rancores e ressentimentos.

Quando tiramos um tempo diariamente para sentar em silêncio, respirar, relaxar e observar nossos pensamentos, abrimos as portas para a conscientização. Prestar atenção em nossos pensamentos significa assistir ao que está acontecendo em nossa mente sem qualquer julgamento. Ao fazermos isso, tomamos consciência do que realmente pensamos no dia a dia, e reconhecemos quantos desses pensamentos são desfavoráveis ao nosso bem-estar.

Ferramentas para a cura

Quanto mais treinamos observar nossos pensamentos, mais permitimos que a conscientização faça parte de nossa experiência. E é justamente a conscientização que muda nosso ponto de vista. À medida que começamos a questionar nossas ações e respostas, vamos nos tornando mais bem equipados para lidar com situações desafiadoras.

3) *Qual papel você está desempenhando?* Junto com o dr. Eric Berne, várias outras pessoas no campo da psicologia vêm falando sobre as diferentes facetas de nossas personalidades, que são divididas em infantil, parental e adulta. São três tipos diferentes de diálogos internos que acontecem dentro de nós.

Nossa parte infantil é a que procura gratificação instantânea. Uma criança não tem conhecimento adequado para tomar decisões esclarecidas, e, portanto, ao desejar algo, vai atrás daquilo sem medir consequências. Quando encarnamos nosso aspecto infantil, agimos sem levar em conta as consequências, gastamos dinheiro quando sabemos que não podemos, nos esbaldamos com doces e guloseimas quando sabemos que isso terá um efeito adverso sobre a nossa saúde.

Nosso aspecto parental é a voz interna autoritária e altamente moralista. Esse condicionamento vem da infância e nos é ensinado pelos adultos que nos rodeiam. À medida que envelhecemos, experimentamos tal aspecto como a voz que nos avisa o que devemos ou não fazer. Por exemplo, o nosso parental interno costuma protestar quando estamos em uma dieta e caímos na tentação de consumir um alimento "proibido". O parental dirá coisas como: "como você pôde comer aquilo?" ou "que burrice a sua ter ingerido todas aquelas calorias extras". Esse aspecto parental é a nossa voz crítica e julgadora.

Já o nosso aspecto adulto é racional, nossa parte que analisa uma situação e observa o panorama mais amplo antes de responder. Sopesa os prós e contras de uma situação e, em seguida, age conforme o necessário. Se quisermos ter encontros pacíficos e racionais conosco e com outras pessoas, precisamos trabalhar no desenvolvimento desse nosso aspecto. Uma estratégia útil é aplicar a sequência "parar, respirar, relaxar, pensar, reagir", que pode ser adotada em poucos minutos. Veja como:

A. *Parar*: tire um tempo e pare de fazer o que quer que esteja fazendo. Talvez você queira se distanciar da situação para ter um espaço para refletir.

B. *Respirar*: antes de tomar qualquer medida, apenas tire um tempo para prestar atenção à sua respiração. Concentre-se em cada inspiração e em cada expiração. A ideia não é forçar uma respiração profunda, mas somente tomar consciência de como se está respirando. Depois disso, você pode respirar fundo para relaxar.

C. *Relaxar*: concentre-se em relaxar seus músculos. Conscientemente, relaxe todos os músculos da cabeça; preste atenção especial às áreas das têmporas e das mandíbulas, pois costumamos tensioná-las em situações estressantes. Permita-se relaxar e soltar os ombros. Em seguida, repita o processo nos braços, tórax, abdômen, costas, área pélvica, coxas, joelhos, panturrilhas, tornozelos e pés.

D. *Pensar*: agora que você voltou a centrar-se, passe um tempinho pensando em sua próxima ação. Pense nas consequências que a sua ação terá e pergunte a

Ferramentas para a cura

si mesmo se essa é uma experiência que você deseja manifestar.

E. *Agir*: tão logo tenha pensado em sua ação, dê o passo e aja.

Também vale a pena lembrar que as personalidades infantil e parental podem ser irracionais e, em geral, coexistirem. Vamos olhar de novo para o exemplo da dieta, supondo que estejamos mantendo uma alimentação saudável em prol de uma boa saúde. Um dia, ao comermos fora, nosso aspecto infantil entra em jogo e escolhemos um prato muito calórico seguido de uma sobremesa bem doce. Nessa situação, dois aspectos, o adulto e o parental, emudecem: o aspecto infantil está comandando o *show*. Em vez de pensar nas consequências, foca-se a gratificação instantânea. Assim que concluímos a refeição, o aspecto adulto se impõe e tece críticas às nossas ações, criando um conflito interno. Em primeiro lugar, se tivéssemos utilizado nosso aspecto adulto, provavelmente teríamos feito uma escolha diferente; em segundo, mesmo que escolhêssemos cair na tentação, a parte adulta teria prevalecido e retomado a alimentação saudável na próxima refeição sem que a parte parental, tão chegada a criticar, entrasse em jogo. A resposta adulta seria racional.

Comece a observar e a se conscientizar dos diferentes aspectos da personalidade que atuam em você. Quanto mais você reconhecê-los, mais será capaz de entender a si mesmo e aos outros. Também vai achar mais fácil mudar o seu comportamento. Trabalhe no fortalecimento de seu aspecto adulto utilizando a estratégia mencionada acima.

O Poder da Mente | Sunita Pattani

Quarta ferramenta: expresse a sua autenticidade

Bella era uma moça inteligente e dinâmica com uma grande ambição: trabalhar na área de finanças. Aos 23 anos, já conquistara um excelente cargo bancário e estava ansiosa para subir a escada corporativa. Bella nasceu na cultura indiana e a família dela seguia rigidamente as tradições, esperando que ela se casasse por volta dos 20 anos. Os pais já haviam encontrado um rapaz adequado e combinado uma data para as famílias se conhecerem oficialmente. Embora ela tivesse sido autorizada a conhecê-lo primeiro, espera-va-se que Bella concordasse com a proposta. Sem querer contrariar sua cultura ou sua família, Bella concordou, e o casamento aconteceu no ano seguinte.

Embora os pais de Bella estivessem felizes em deixá-la estudar e trabalhar, a família do marido adotou uma postura ligeiramente diferente. Tinham boa índole e, em geral, trata-vam-na bem, mas seguiam um sistema de crenças particular-mente tradicional. Exigiram que ela abandonasse o trabalho para cuidar dos afazeres domésticos, alegando que a família tinha dinheiro suficiente e que ela não precisava trabalhar fora. Em vez de trabalhar, ela deveria ficar em casa e cozinhar, limpar a casa, alimentar a família, e, claro, ter filhos em breve.

Bella tentou protestar, mas sabia que teria de ceder para o casamento funcionar. Tinha consciência do quanto seria difícil para seus pais se essa união fracassasse e, por isso, decidiu abraçar sua nova vida.

Ao longo dos anos, Bella continuou abdicando de expressar a própria autenticidade. Era muito respeitada na família, cumpria bem seus deveres e, aos olhos da sociedade, tinha um casamento bem-sucedido. Mas, em seu íntimo, Bella sentia-se vazia e, no fundo, ressentida com a situação em que se encontrava. Ao longo do tempo, isso se manifestou como raiva, irritação e compulsão alimentar. A moça, outrora brilhante e ambiciosa, às vezes, olhava-se no espelho e sequer se reconhecia.

Quando os filhos cresceram e saíram de casa, Bella mergulhou em uma profunda tristeza. Embora ainda tivesse a companhia do marido e dos sogros em casa, começou a se sentir muito solitária e sem rumo. Investira tanto tempo cuidando de outras pessoas e, no processo, esquecera-se de nutrir-se física e emocionalmente. Foi nesse ponto que Bella decidiu iniciar a terapia. Logo reconheceu que precisava se reconectar consigo outra vez para experimentar a felicidade. Assim, começou a dedicar um tempo para si e a fazer pequenas coisas de que realmente gostava. No início, a família não ficou satisfeita com essa mudança porque significava que a rotina normal estava sendo perturbada. Contudo, um tempinho depois, o marido de Bella começou a notar o impacto positivo que a guinada estava tendo sobre ela e passou a entender e aceitar a mudança.

O dicionário traz para "autenticidade" as acepções autoria, genuinidade e origem. Portanto, ser autêntico é expressar quem você é genuinamente, viver a sua verdade e ser o autor da própria vida. Todos nascemos com o dom da autenticidade, e por isso somos únicos; todos temos algo com que contribuir para a humanidade. A autenticidade é o que temos de natural; "encaixar-nos" é o que aprendemos a fazer.

Um dos principais desafios que enfrentamos com a autenticidade é que, quando crianças, não somos incentivados a seguir nosso coração e a ser nós mesmos. Desde a infância, aprendemos os papéis que a sociedade espera de nós e, muitas vezes, não os questionamos. Olhamos à nossa volta e achamos que outros também parecem estar fazendo a mesma coisa. É por isso que estudamos TI em vez de música; que vamos trabalhar em uma agência bancária e não perseveramos nas belas-artes; em suma, escolhemos fazer o que é prático em lugar daquilo que sentimos inerentemente como certo. Ora, claro que não há nada de errado em estudar TI e trabalhar em banco se você realmente quiser fazer isso. No entanto, quando seguimos um caminho sabendo que isso não representa a nossa vocação, deixamos de expressar nossa autenticidade e não alimentamos mais uma forma de alegria que nascemos para experimentar. Aprendemos a usar máscaras e a esconder quem realmente somos, e, às vezes, fazemos isso por tanto tempo que perdemos completamente a conexão conosco.

Feito da maneira certa, o viver autêntico é um processo interno que nos pede para estarmos cientes de nossos pensamentos e sentimentos e nos permite ter mais compaixão e compreensão para com os outros. Começamos a aceitar os outros como são e a permitir apenas que "sejam". Autenticidade não tem a ver com egoísmo total ou falta de consideração. Talvez, no passado, você tenha conhecido alguém que se considerasse autêntico. A pessoa dá a impressão de ser muito direta e falar sempre o que pensa, mas nunca é uma experiência edificante. Ao contrário: pode deixar os outros magoados ou se sentindo mal com quem são. É necessário reconhecer que, embora seja importante falar o que pensa, também é importante respeitar os sentimentos dos outros. Se fôssemos ensinar as crianças a viver

Ferramentas para a cura

autenticamente, não o faríamos como um tópico independente, mas dentro de um contexto de bondade, compaixão, empatia e compreensão, ou seja, a criança aprende a seguir o próprio coração sem deixar de ser atenciosa para com os outros. Aprende a alcançar um equilíbrio entre o amor-próprio e o amor pelos outros.

Precisamos estar especialmente conscientes disso quando fazemos a transição entre viver uma vida não autêntica e uma vida mais autêntica. Quando alguém passa uma parte significativa da vida vivendo de forma não autêntica, torna-se ferida emocionalmente, e é provável que nutra emoções negativas. Assim, quando começam a falar o que pensam, podem acabar assumindo uma atitude completamente despreocupada, dizendo e fazendo o que der na telha, sem considerar o impacto de seus atos sobre os outros. É importante lembrar, portanto, que a autenticidade não tem a ver com a outra pessoa e os atos dela, mas com entender a nós mesmos e por que respondemos de determinadas maneiras. A seguir, listo algumas maneiras pelas quais você pode começar a se conectar com sua autenticidade.

I. Pergunte a si mesmo quem você é de verdade

Reflita por um tempo sobre quem você é *de verdade*. Quais são seus valores e crenças fundamentais? São coerentes com suas ações? Por exemplo, digamos que você pensa que é uma pessoa de boa índole, paciente e compassiva. Agora, só por um instante, dê um passo para trás e reflita sobre o seu comportamento. Como você tem tratado os outros ao seu redor? Como são suas relações pessoais? Uma dica: às vezes, é bom fechar os olhos e imaginar que está assistindo a um filme de suas interações com as pessoas. Isso lhe dá uma perspectiva de observador externo sobre as ações e é possível analisar o próprio comportamento objetivamente.

Reflita sobre os diferentes setores de sua vida, como trabalho, saúde, família e tempo de lazer. Quão autenticamente você se expressa nessas áreas? Sente-se realizado com seu trabalho ou sente que deveria estar fazendo outra coisa? Alimenta-se de modo não saudável, embora, no fundo, saiba que precisa se cuidar? Tem se relacionado bem com seus familiares? Além disso, você tem tirado um tempo para fazer coisas que o nutrem em todos os sentidos? Por exemplo, quando foi a última vez que você se envolveu em um hobby de que realmente gosta?

À medida que você começa a expressar sua autenticidade, esteja atento às pessoas ao seu redor. Talvez existam familiares, amigos, colegas e conhecidos que considerem difícil aceitar sua mudança. Pense com cuidado sobre como você se comunica com eles e tente partir de um lugar de amor à medida que começar a se tornar mais você.

II. Torne-se mais autoconsciente

Comece a observar o seu comportamento com frequência e preste atenção se você agir de forma não autêntica, identificando tais momentos como oportunidades para aprender mais sobre si. De um modo gentil e bastante imparcial, pergunte-se: usar uma máscara está me ajudando de alguma forma? Por que sinto a necessidade de talvez fazer refeições pouco saudáveis ou de não expressar a minha opinião plenamente? Ao mesmo tempo, lembre-se de que você faz parte de uma mente transcendente e que tem direito, como qualquer outra pessoa, de ser você, pois você é muito mais incrível do que imagina.

Também é importante perceber que o modo como você expressa sua autenticidade muda à medida que você aprende mais sobre si mesmo. Quanto mais você se conectar com seus sentimentos mais profundos e quanto mais entender sobre si, mais autenticidade vai expressar. Não se esqueça disto: a autenticidade vem de expressar a nossa verdade, e a nossa verdade é quem realmente somos. Portanto, essa expressão está profundamente conectada à mente transcendente, e, por conseguinte, a verdadeira autenticidade virá do coração, de um lugar de alegria, e trará com ela uma sensação de liberdade, empatia e compaixão – não apenas para nós mesmos, mas também para os outros. Deixaremos de viver com medo de perturbar os outros e, ao mesmo tempo, incentivaremos os outros a viver de modo semelhante. A vida torna-se uma experiência mais feliz, rica e profundamente gratificante.

III. Aceite-se plenamente

Aceitar-se significa sentir-se bem tanto com os seus pontos fortes, quanto com suas fraquezas. Somos todos humanos, e todos cometemos erros, mas para expressar nossa autenticidade, temos de estar bem conosco, ou seja, temos de começar a nos aceitar. Perdoe-se pelos erros que cometeu no passado e recomece a partir de agora. Perdoar não significa ignorar essas experiências passadas, mas olhar para elas, aprender com elas e abraçá-las como parte de suas experiências de vida, que fizeram de você quem você é hoje! Se as visualizar com percepção positiva, poderá utilizá-las para ajudar os outros. Portanto, esforce-se para aceitar-se plenamente porque ninguém aqui jamais viveu uma vida livre de erros.

IV. Siga a sua intuição

Sabemos que nossas mentes conscientes individuais não conseguem saber de tudo nem controlar todas as situações, e também sabemos que fazemos parte da mente transcendente. Nossa intuição nada mais é do que a orientação da mente transcendente, é a parte de nós que nos comunica as informações (muitas vezes, de forma sutil) quando precisamos delas. Portanto, preste atenção à sua intuição e comece a honrá-la. Pergunte-se como você se sente em relação a certas pessoas e situações e comece a se expressar de um modo coerente com seus valores fundamentais.

V. Esteja preparado

Esteja preparado para se sentir vulnerável. Viver autenticamente significa explorar e expressar os nossos

Ferramentas para a cura

sentimentos mais profundos. Às vezes, isso pode nos fazer sentir vulneráveis. É preciso coragem para, ao mesmo tempo, estarmos abertos em relação ao que sentimos realmente e, depois, comunicarmos esses sentimentos para os outros – especialmente se estamos aprendendo a expressar essa nossa faceta. Vamos passar por um processo de observar e compreender não apenas nossos próprios sentimentos, mas também a maneira como os outros respondem à nossa nova expressão.

Vale a pena lembrar: é possível que, à medida que comecemos a mudar, as pessoas ao nosso redor fiquem contrariadas. No exemplo anterior que compartilhei, Bella descobriu que, inicialmente, sua família não ficou satisfeita com as mudanças pelas quais ela estava passando. Quando começou a dedicar tempo para si, Bella teve que cortar alguns de seus outros "deveres". Isso, naturalmente, teve um impacto na vida dos familiares que moravam em sua casa, pois eles tiveram que começar a administrar as coisas por conta própria. Porém, Bella gentilmente explicou ao marido que precisava de um tempo a fim de conseguir se sentir melhor consigo mesma e com a vida outra vez.

Talvez ocorram momentos, contudo, em que não importa quanto você seja gentil, nem quanto você seja eficaz ao tentar comunicar sua mudança às pessoas mais próximas. Por mais que você se esforce, talvez elas não entendam, talvez não a aceitem e possam criticar o modo como você expressa sua autenticidade. Se isso acontecer, então temos que dar permissão para que elas sejam assim. Isso tem a ver com reconhecer que somos responsáveis por nossos pensamentos e atos, mas não podemos controlar o que os outros pensam. Também vale a pena lembrar que, às vezes, quando os outros nos criticam por expressarmos nossa autenticidade, é porque ainda não aprenderam a expressar a deles.

Quinta ferramenta: aprenda a relaxar

Aprender a relaxar é uma das ferramentas mais poderosas que já encontrei. O sofrimento emocional emerge quando pensamos demais nos problemas. Muitas vezes, ficamos tão ocupados em pensar que acabamos mergulhando cada vez mais fundo nos problemas que estão nos causando estresse. Ficamos presos às circunstâncias, completamente engolfados pela história. O estresse também desempenha um papel importante em nossa saúde física, influenciando, por exemplo, fatores como peso, colesterol e sistema digestório.

O relaxamento libera "espaço" em nossa mente. Cria dentro de nós um ambiente interior que permite que pensemos de forma mais racional. Somos capazes de recuar e pensar nos próximos passos que daremos. Quando se trata de bem-estar emocional, talvez o fator mais importante para lembrarmos seja este: você não pode estar estressado e relaxado ao mesmo tempo. Essa afirmação é profunda porque significa que não importa pelo que você esteja passando, se conseguir dar um tempo e treinar-se para relaxar, então pode exercitar uma tomada de decisão a qualquer momento: quero experimentar o estresse ou quero experimentar o relaxamento?

Das definições do dicionário para "relaxamento", aquela de que eu mais gosto é a seguinte: o relaxamento é

Ferramentas para a cura

um estado em que você está livre da tensão e da ansiedade. Cada pessoa relaxa de um modo diferente. Após um longo dia, algumas pessoas acham mais fácil relaxar assistindo à televisão ou curtindo um banho quente na banheira. Muitas pessoas também constatam que praticar exercícios na academia é uma maneira utilíssima de ajudar a liberar o estresse e a tensão. O objetivo do relaxamento é relaxar o corpo e a mente. Eis algumas coisas para você considerar, mas lembre-se de fazer esses exercícios em local seguro e de não os praticar dirigindo ou operando máquinas:

- **Tire um tempo do dia para respirar profundamente.**
  Fazer pausas breves para respirar profundamente faz uma grande diferença em seu dia. Sente-se de modo confortável, com as costas eretas, e ponha a mão no abdômen. Respire pelo nariz de modo lento, constante e profundo. No processo, você vai sentir o abdômen se expandindo (isso indica que você está respirando profundamente). Prenda a respiração por alguns segundos (apenas pelo tempo que lhe pareça confortável). Quando estiver pronto, expire pela boca, devagar, de modo constante. À medida que expira, você vai sentir o abdômen voltando à posição normal. Aguarde uns segundos e repita o processo. Uma boa ideia é espaçar esses ciclos de respiração, pois muitos deles em um espaço curto de tempo podem causar tontura.

- **Use com frequência a estratégia "parar, respirar, relaxar, pensar, reagir".**
  Na terceira ferramenta, esbocei um processo em que você relaxa todos os músculos do corpo. É um exercício muito

vantajoso para ajudar a aliviar a tensão. (Na verdade, muitas vezes, as pessoas sequer percebem que estão segurando a tensão até que relaxam ativamente seus músculos.)

Sente-se confortavelmente, mais uma vez, em um ambiente seguro e, de preferência, tranquilo. Preste atenção à sua respiração e torne-se consciente dela para começar o processo de relaxamento. Talvez você queira fechar os olhos. De modo consciente, comece a relaxar todos os músculos da cabeça. Preste atenção especial às regiões das têmporas e das mandíbulas, pois muitas vezes concentramos a maior parte da tensão nesses pontos. Permita-se relaxar e solte os ombros. Em seguida, repita o processo em partes como braços, tórax, abdômen, costas, área pélvica, coxas, joelhos, panturrilhas, tornozelos e pés. Sinta a sensação de relaxamento descendo até as pontas dos dedos dos pés.

Passe uns momentos apenas apreciando a sensação de seu corpo relaxando, e, se um pensamento estressante passar por sua cabeça, volte a prestar atenção à sua respiração.

- **Relaxamento e sentimento.**

Uma das coisas mais comuns que os clientes comentam comigo é que não conseguem parar de pensar. Este exercício é uma excelente ferramenta que ajuda a acalmar a mente: sente-se de modo confortável em um ambiente seguro e, de preferência, quieto. Direcione a sua atenção à sua respiração e torne-se consciente dela para começar o processo de relaxamento. Talvez você queira fechar os olhos. De modo consciente, comece a relaxar todos os músculos da cabeça. Preste atenção especial às regiões das têmporas e das mandíbulas, pois muitas vezes concentramos a maior

Ferramentas para a cura

parte da tensão nesses pontos. Permita-se relaxar e solte os ombros. Em seguida, repita o processo em partes como braços, tórax, abdômen, costas, área pélvica, coxas, joelhos, panturrilhas, tornozelos e pés.

Agora que o seu corpo está se sentindo mais relaxado, direcione toda a atenção ao pé direito. O que você sente dentro do seu pé? Algumas pessoas interpretam mal essa pergunta e respondem coisas como "sinto o meu pé dentro do sapato", mas estou pedindo para que você entre em seu pé. O que sente? O pé se sente quente ou frio? Sente uma pulsação ou um formigamento? No pé existe uma sensação de peso ou de leveza? Mantenha toda a sua atenção ali e deixe-se envolver pela sensação. Faça esse exercício por alguns minutos ou mais e vai descobrir que o seu pensamento incessante se interrompeu durante esse curto período.

- **Participe de atividades que o ajudem a relaxar.**
Além de respirar fundo e fazer os exercícios musculares esboçados nos outros tópicos, é importante que você dedique um tempo para participar de atividades que o ajudem a relaxar. Pense talvez em fazer pilates, uma aula de ioga ou de meditação. Existe uma grande oferta de bons livros e áudios que irão ajudá-lo a aprender mais sobre meditação e relaxamento. Lembre-se da chave: você não pode ficar em um estado de estresse e relaxamento ao mesmo tempo! Por isso, quanto mais fizer um esforço consciente para relaxar quando precisar, mais será capaz de administrar o estresse.

Lembre-se, também, de relaxar de forma saudável. Por exemplo, não recomendo que você beba álcool ou use qualquer outra substância para alcançar o relaxamento,

Sexta ferramenta: aceitação

> Andy teve de mudar de endereço pela quarta vez em três anos. Cansado de ter que empacotar tudo e depois se acostumar ao novo local, começou a sentir que a frustração estava começando a aumentar. Ainda morando com a família, a qual considerava bastante disfuncional, sentia-se irritado com a vida e suas tantas circunstâncias desafiadoras. Sem saber como lidar com as mudanças, Andy ficava irritado, distante e mal-humorado com as pessoas ao seu redor. Andy ficou de novo preso ao desafio de "mudar", algo de que ele não gostava.

Mudanças são inevitáveis. Não importa quanto tentemos planejar nossa vida ou avaliar riscos para potenciais obstáculos, a vida dá um jeito de nos puxar o tapete, digamos assim. Quando essas situações ocorrem, a aceitação torna-se nossa maior ajuda. É uma ferramenta que auxilia a minimizar o sofrimento emocional, a vontade de tolerar uma situação. Envolve compreender que, às vezes, não há nada que possamos fazer em relação a determinada ocorrência. Assim, se escolhermos nos agarrar à percepção negativa que formamos a esse respeito, experimentaremos sofrimento emocional e fisiológico.

A aceitação é um conceito muito útil de ser aplicado a outras pessoas também. Precisamos aceitar que não podemos

Ferramentas para a cura

mudar os outros, e que devemos deixar que os outros sejam como são. No âmago, estamos todos conectados por meio da mente transcendente, somos iguais, funcionamos de modo igual; mas os anos e as camadas de ferida emocional nos levam a nos comportar de modo diferente. Se aceitássemos as pessoas como elas são e se nos tornássemos tolerantes às diferenças de cada um, o mundo seria um lugar melhor. Aqui, é importante reconhecer que não estou me referindo apenas a aceitar grupos de pessoas que são diferentes de nós, como as de outra religião ou país, mas principalmente de aceitar as pessoas mais próximas e mais queridas. Podemos, às vezes, criar expectativas em relação a familiares e amigos, mas devemos nos lembrar de que eles também estão aqui para cumprir a vocação deles, a qual, naturalmente, pode parecer muito diferente das expectativas que criamos em relação a eles. Por exemplo, conheci pessoas que esperam que seus filhos sigam uma profissão em particular, casem com um parceiro que foi escolhido para eles ou se vistam e se comportem de uma forma particular. Os filhos, no entanto, têm seus próprios sonhos, personalidades e aspirações e, em muitos casos, os pais sofrem muito emocionalmente antes de decidirem aceitar.

Mas é preciso levar em conta alguns pontos. Embora a aceitação seja uma ferramenta extremamente útil, precisamos exercer um nível de discernimento ao aplicá-la: não significa desistir de nossos valores e limites, pois certas situações nos obrigam a defender nosso ponto de vista e a lutar pelas coisas em que acreditamos. Ao longo da história, certos grupos de pessoas tiveram de lutar por uma mudança positiva – a conquista do direito ao voto das mulheres é um exemplo. Se essas pessoas simplesmente aceitassem o estado das coisas, talvez a mudança positiva não tivesse se concretizado.

O abuso físico em um relacionamento é outro exemplo em que a aceitação dos atos não seria apropriada. Sim, é uma possibilidade que o indivíduo na extremidade receptora do abuso possa ter que aceitar que seu parceiro não está mudando e, portanto, tenha chegado a hora de terminar o relacionamento. Portanto, precisamos estar atentos sobre quando e como aplicamos a aceitação.

Em suma, a aceitação tem a ver com reconhecer que não conseguimos mudar ou controlar a outra pessoa. Também tem a ver com a percepção de que não podemos controlar nossa vida o tempo todo. Coisas inesperadas acontecem e, nessas ocasiões, a aceitação pode ser a única ferramenta que nos ajuda a diminuir o sofrimento emocional.

Sétima ferramenta: perdão

Essa ferramenta começa com a ilustração do poder do perdão. A história a seguir foi escrita por Tom Hudgens:[1]

> Trinta anos atrás, um homem chamado John Black estuprou e assassinou a minha irmã. Em maio do corrente ano, eu o visitei na cadeia e disse a ele que o perdoava. Percebi de modo inesperado que realmente conseguiria fazer uma coisa dessas. Não era algo que eu quisesse muito alcançar. Um belo dia, escutei minha própria voz dizendo:

Ferramentas para a cura

– Você pode perdoá-lo.

Essa voz continuou falando isso por muitas vezes. Até que resolvi fazer algo a respeito.

Três anos atrás, após um ano horrível em uma carreira que eu amava na teoria, mas não na prática, fui dominado pela ideia de participar de um retiro de meditação. Digitei "retiro para meditação silenciosa" em uma ferramenta de busca e descobri o Centro de Meditação de Spirit Rock, localizado em uma área de 160 hectares no Condado de Marin, na Califórnia.

Fiquei torcendo para que Donald Rothberg, de quem nunca tinha ouvido falar, fosse um bom instrutor.

Cheguei animado e preparado e recebi as tradicionais instruções para meditação *insight*:

– Sente-se de modo sereno e confortável, com a coluna reta, e acompanhe as sensações de sua respiração...

Eu tinha 9 anos quando minha família recebeu a notícia de que a minha irmã de 22 anos havia sido assassinada. John Black, que também tinha 22 anos, confessou o crime. Foi condenado à morte, mas depois a sentença foi comutada para prisão perpétua. Até mesmo depois de adulto, sempre quis vê-lo morto, acreditando que, nesse caso, a pena era justa.

Um mês após participar daquele primeiro retiro e ter começado a meditar, comecei a me dar conta de que poderia perdoar John Black. Foi uma percepção tranquila que surgiu sem alarde.

Cerca de um ano depois, participei de um segundo retiro, bem maior, dirigido por Sylvia Boorstein e Christopher Titmuss. Durante uma seção de "Perguntas e respostas" no credenciamento, ouvi uma "dúvida" poderosa: uma mulher explicou corajosamente que estava tão preocupada com a segurança de sua família neste mundo desequilibrado que estava pensando em comprar uma arma.

Eu não conseguia conectar logicamente a ideia de perdoar o assassino da minha irmã com o medo daquela mulher, mas a minha percepção tornou-se, naquele momento, muito, muito insistente. Antes, ela batera em minha porta com muita delicadeza; agora, batia com muita força.

Um ou dois dias mais tarde, meu corpo inteiro estava tremendo, tanto que perguntei a Christopher Titmuss:

– Devo confiar nessa percepção para perdoar? Significa que realmente preciso fazer isso?

Ele respondeu com uma pergunta curta e grossa:

– Você vai fazer isso?

– Ah, sim – respondi.

Se eu pudesse simplesmente entrar, invisível, naquela penitenciária de segurança máxima, ultrapassar as cercas de segurança, o arame farpado firmemente enrolado, passar pelos guardas e pelas densas portas metálicas, passar uma sucessão de portões fechados, até chegar ao "dormitório" no sexto andar e singelamente sentar-me com John Black e conversar com ele, oferecendo-lhe perdão, e depois me virar e sair sem ser notado, teria feito isso. Mas não era possível.

Descobri um programa de "Diálogo entre vítima e infrator" administrado pelo Departamento de Justiça Criminal do Texas. O programa fornece um "espaço"

Ferramentas para a cura

estruturado e seguro em que as vítimas (ou, no meu caso, parentes próximos de vítimas falecidas) podem visitar a prisão e se encontrar cara a cara com os infratores na presença de um mediador.

– Algo que recomendamos – explicou-me a moça pelo telefone – é escrever uma carta ao infrator, dizendo-lhe o que você espera obter do encontro.

Um mês ou dois se passaram. Enfim, escrevi:

Olá, John,

Pode ser difícil de acreditar, mas escrevo em um espírito de paz, compaixão e compreensão. Amava muito a minha irmã linda e charmosa de cabelos escuros. Eu tinha 9 anos quando você a tirou do mundo. A morte súbita dela, cometida por suas mãos jovens, foi profundamente trágica e traumática para muita gente que a conhecia e a amava. Ainda nos lembramos dela vividamente e honramos essas memórias... Se você quiser saber mais sobre ela, posso lhe contar com prazer.

Mas quero que saiba que estou disposto a escutar o que você tiver para me dizer. Se você quiser me contar sobre a sua vida jovem antes do crime, vou ouvir. Se você quiser me contar sobre aquela noite, 27 de fevereiro de 1978, vou ouvir. Se você quiser me contar sobre trinta anos no cárcere, vou ouvir.

Quero responder a todas as perguntas que você quiser me perguntar da forma mais completa e honesta que estiver ao meu alcance. Não há nada específico que eu precise ouvir de você: ao me encontrar com você, não estou espe-rando nenhum resultado em particular. Estou fazendo

*isso porque esse é o tipo de mundo em que quero viver,
onde as pessoas possam se reunir e conversar e chegar a
entendimentos mais profundos.*

John, eu lhe desejo felicidades.

Sinceramente,

Tom.

27 de abril de 2007

Designaram um mediador para o meu caso só um ano depois. Eu sabia muito pouco sobre John Black. Quando completei 22 anos de idade, há uns 17 anos, viajei a um tribunal em Austin, Texas, e li a transcrição do julgamento. A confissão dele fora contundente. Vi uma foto dele – era só um cara normal, branco, que usava óculos. Assinava com uma caligrafia de colegial. No sistema penal do Texas, é a vítima e/ou a família dela que inicia o diálogo, mas o infrator precisa concordar com o processo. É totalmente voluntário. Ele poderia desistir a qualquer momento, como eu também. Nenhum de nós desistiu.

"John Black está muito ansioso por este encontro."

Esse foi o e-mail curto e simples que recebi de Rick Warr, mediador do Departamento de Justiça Criminal do Texas, que organizou o meu encontro com John Black, o homicida que cumpre uma sentença de prisão perpétua por estuprar e assassinar a minha irmã trinta anos atrás.

Por que ele estava ansioso? Fiquei me perguntando. O que ele achava que ia acontecer? Quando a viagem para o Texas se aproximou, procurei os sábios conselhos de Donald Rothberg, meu primeiro professor de

Ferramentas para a cura

meditação no Centro de Meditação de Spirit Rock. Ele ajudou a manter a clareza de meus pensamentos:

– Uma coisa é certa: você recebeu a oportunidade de perdoá-lo – ele me contou. – Isso é tudo o que dá para saber. Vai ser uma grande experiência.

Os conselhos de Rothberg foram essencialmente "praticar" a meditação *insight* muitas e muitas vezes.

A meditação *insight*, ou introspectiva, consiste em apenas sentar-se serenamente, com a coluna reta, os olhos fechados, concentrar-se na sensação física da respiração e prestar muita atenção a outras sensações físicas e pensamentos à medida que eles forem surgindo e passando. Aos poucos, acabamos reconhecendo que os nossos pensamentos – incluindo medos e desejos – são meros pensamentos: como todos os fenômenos, surgem e passam. Não temos que agir por causa deles, nem mesmo acreditar neles.

Normalmente, eu medito meia hora todas as manhãs, mas nos preparativos para a jornada, comecei a meditar ao menos duas vezes ao dia, e por períodos mais longos. Também pratiquei a meditação da "bondade amorosa". Isso consiste em "recitar" mentalmente quatro frases tradicionais, primeiro dirigindo-as a nós mesmos:

– Que eu fique em segurança... Que eu fique feliz... Que eu fique saudável... Que eu fique em paz.

Depois, na sequência tradicional, as frases são dirigidas a um benfeitor, a um amigo querido, a uma pessoa "neutra", então, por fim, a um "inimigo".

Rothberg sugeriu que eu dirigisse as frases meditativas tradicionais de amor para mim, mas tive dificuldades para fazer isso. Súbito me lembrei do conselho de outro professor de Spirit Rock: quando nos amamos verdadeiramente, criamos um coração cada vez mais radiante e compassivo dentro de nós, que pode abraçar mais prontamente outras pessoas. Assim, paradoxalmente, amar e perdoar a si mesmo é uma das coisas mais bondosas que você pode fazer para os outros.

Muitos dias antes de voar ao Texas, participei de meu terceiro retiro. A maioria das sessões diurnas foi ao ar livre, sob os loureiros, em um prado nas colinas acima de Spirit Rock. Nada poderia ter sido mais calmante.

Pela manhã, uma verdade me impressionou profundamente: a de que todos os seres querem simplesmente ser felizes e prosperar. Até mesmo um estuprador assassino, alguém que usa e depois acaba com uma vida alheia. Em sua confusão profundamente distorcida, em sua agonia impensada, reativa e cega de medo e desejo, até mesmo John Black queria a felicidade.

No dia anterior à minha visita, Warr visitou-me no hotel e conversamos durante duas horas. Cinquentão de fala suave, com um ligeiro sotaque texano, Warr cuidadosamente revisou os questionários que eu preenchera. Perguntou se eu queria ver uma foto de John Black. Respondi que sim. De certa forma, foi muito útil: acalmou as minhas expectativas, estreitou o vasto campo de possibilidades que minha mente revolvia sem parar. Foi bom ver a foto do homem com quem eu iria me encontrar no dia seguinte. O olhar dele tinha uma intensidade especial.

Ferramentas para a cura

Warr me contou que John Black costumava citar versículos bíblicos. Explicou que ele tinha uma inteligência de "gente graduada", falou que estava preocupado com o fato de que eu poderia achar desrespeitoso o hábito dele de abrir sorrisos. Revelou que John Black tinha me escrito uma carta que iria ler no encontro.

Naquela noite, fui dominado pelo medo. Eu sabia que deveria abordar primeiro o medo racionalmente: Warr havia me garantido que uma prisão é, na verdade, um lugar muito seguro. O medo tomou outra forma: que eu poderia de algum modo meter os pés pelas mãos durante o encontro. As palavras de Donald Rothberg voltaram à minha mente:

– Tudo o que você sabe é que recebeu a oportunidade de perdoá-lo.

Nas semanas que antecederam tal momento, dei-me conta de que, no contexto da meditação, da compaixão e da nossa interconexão como seres humanos, perdoar John Black era, de fato, uma coisa muito simples. Senti, soube. Agora, tudo o que eu precisava fazer era ir até ele e verbalizar.

Demorou meia hora para ir, de carro, até a Unidade Chesterson, a penitenciária em Huntsville, Texas, onde o assassino de minha irmã cumpria sua pena já há trinta anos. Rick Warr, o mediador do Departamento de Justiça Criminal, passou no hotel para me levar. Percorremos o trajeto até o portal da entrada; tangenciamos as lavouras de milho e as pastagens com gado até, por fim, alcançarmos os prédios da penitenciária, que se espraiavam no terreno, todos construídos com tijolos amarelos.

205

Meu encontro com Black depois de mais de um ano de planejamento, em termos logísticos, e muito mais do que isso espiritualmente, estava marcado para as 10 horas da manhã. Fomos levados a uma salinha desolada com luz fluorescente usada para treinamentos de agentes penitenciários, onde esperamos por intermináveis 30 minutos. Um detento trouxe uma bandeja com três jarras – água, chá gelado adoçado e suco de frutas. Por fim, John Black entrou, seguido por um guarda. Em um lampejo de memória, eu o reconheci das fotos granuladas que eu tinha visto no jornal, anos atrás: a mesma silhueta alta e esguia, levemente curva. Ele usava calças largas e brancas, com cintura elástica, parecidas com um pijama, um pulôver solto e óculos grossos. O cabelo castanho escuro começava a ficar grisalho. Ele aparentava nervosismo.

Eu me levantei e troquei um aperto de mãos com ele.

– Olá, John – saudei. – Meu nome é Tom.

Sentamo-nos frente a frente numa mesa dobrável. Rick Warr sentou-se à cabeceira, entre nós. Black puxou a carta. Pediu desculpas se fosse inadequado, mas leu em uma voz suave com pouca entonação, em ciclos que alternavam hesitação e fluxo repentino de sílabas destacadas. Eu me inclinei e fiquei pertinho de seu rosto para escutá-lo:

Talvez seja melhor apenas ser franco e confessar abertamente que sou culpado do crime pelo qual estou na prisão. A sua irmã foi realmente uma vítima inocente... Sei que aquele momento no tempo afetou para sempre e mudou muitas vidas: a sua, a de sua família, a de minha família, a

Ferramentas para a cura

*minha própria. Passo dias incontáveis (meses, anos) dese-
jando, esperando e orando para que eu pudesse de alguma
forma voltar e mudar o que aconteceu. Por mais difícil que
a realidade seja, é onde devemos viver. Meu crime contra
a sua irmã não foi algo planejado... ela era uma completa
estranha para mim e foi a pura casualidade que levou os
nossos caminhos a se atravessarem naquela noite. A morte
de sua irmã foi um erro trágico, um crime terrível, mas essa
morte, também, acabou se tornando o fator motivador para as
mudanças em minha vida. E não me refiro às circunstâncias
de onde moro agora, mas a quem sou hoje como ser humano.*

*Deixe-me professar a minha fé a você, Tom, como cristão.
Creio sinceramente que Jesus morreu pelos pecados deste
mundo, e isso inclui o meu pecado contra a sua irmã. Foi
na cadeia do Condado, antes do meu julgamento, que me
dei conta do verdadeiro horror do meu crime. Isso fez com
que eu me ajoelhasse em busca do Senhor. Foi por causa
de sua irmã que dei a minha vida a Cristo, e hoje entendo
plenamente o quanto a vida é preciosa e valiosa.*

*Acredito que [Deus] está, em última análise, no controle
de nosso destino, e é um fato que Ele trabalha através das
pessoas. A sua irmã, mesmo na morte, faz parte disso,
porque ela é parte de quem eu me tornei. Ela continua
sendo um farol e ajuda a me deixar focado no caminho
certo à minha frente. Ela é uma lembrança constante do
mal que eu causei, mas também é uma influência muito
real para que eu faça algo positivo com a vida que tenho.*

*Tom, não sei muita coisa sobre você, além do que eu
induzo por meio de sua carta, mas foi você quem abriu
a porta para esta comunicação e espero que ela não se*

O Poder da Mente | Sunita Pattani

feche com o fim de nosso encontro. Eu, também, desejo viver em um mundo em que as pessoas possam conversar umas com as outras, e houve uma época em que eu não sabia como me comunicar. Acho que, por seu intermédio, a sua irmã ainda tem algo a me dizer. Só me resta orar para que, por meio de nosso encontro, Deus lhe conceda de alguma forma paz e uma sensação de cura e conforto que só pode vir d'Ele. E eu tenho esperança de que assim, por meio deste encontro, seremos capazes de crescer, aprender e nos tornar seres humanos melhores. Sei que não tenho o direito de esperar, mas espero e rezo para que, talvez, um dia, você seja capaz de encontrar essa paz em seu coração e consiga me perdoar pelo que eu fiz.

Sinceramente,
John P. Black.
29 de abril de 2008.

Perto do fim, os olhos dele se encheram de lágrimas, e ele os enxugou na manga da camisa. Meus próprios olhos também ficaram cheios d'água. Agora, era a minha vez de falar. Há relativamente pouco tempo, sequer me passava pela cabeça estar aqui: sentado cara a cara com John Black, o estuprador que matou minha irmã em 1978, conversando com ele sobre a vida dele. John desculpou-se e pediu pelo meu perdão. Agora, havia chegado a hora de colocar em prática minha longa preparação espiritual – a que me levara até aquela penitenciária nas proximidades de Huntsville, no Texas.

Agradeci a John Black por ter lido a carta que escrevera para mim, por concordar em se encontrar comigo, e lhe

Ferramentas para a cura

pedi para ser totalmente honesto, mesmo se ele achasse que a verdade pudesse ser dolorosa ou ofensiva. Contei a ele que eu estava falando em meu nome, e somente em meu nome, e que eu não estava tentando conferir se "a justiça havia sido feita". Em vez disso, almejava uma comunicação aberta, compaixão e compreensão.

– Que Deus seja louvado – limitou-se a falar John Black com sinceridade.

Contei a ele, então, uma história sobre o dia em que voltei às aulas do terceiro ano, após o funeral de minha irmã. Todos os meus colegas foram informados sobre o ocorrido, mas ninguém comentou nada, exceto um menino chamado Bobby, que era considerado "mais lerdo" que os demais colegas; ele tinha um coração especialmente sensível e empático.

Bobby e eu estávamos conversando no *playground*. Ele estava curioso sobre o homem que matara a minha irmã.

– Qual a cor do cabelo dele? – indagou.

Outras crianças "normais" teriam "tato" para não fazer uma pergunta tão direta. Bobby, não. Voltei para casa após a escola e perguntei à minha mãe, e no dia seguinte me encontrei com Bobby.

– O cabelo dele é castanho – contei a ele.

Quase trinta anos depois, quando a intenção de perdoar John Black brotou, essa história voltou à tona com novo significado. A sabedoria do menino é esta: queremos ver a pessoa que fez isso. Queremos colocá-la diante de nós e olhar para ela.

John Black e eu conversamos por duas horas e meia, sentados à mesa dobrável, monitorados pelos agentes penitenciários. Indaguei-o sobre sua juventude. Ele descreveu sua família – o pai distante, caminhoneiro, os irmãos e a única irmã. Fizera atletismo no ensino médio. Não tinha histórico de abuso ou violência, mas falou sobre o quanto era inseguro. Em sua carta para mim, Black escrevera: "Não acho que seja possível, em uma carta ou mesmo em um encontro de várias horas, recuperar todas as coisas que definiam quem eu era naquela época, no ano de 1978, mas eu era definitivamente uma alma perdida, estava mentalmente doente e espiritualmente morto". Não havia, porém, qualquer incidente ou experiência em particular que iluminasse o "porquê" do crime. Isso continuaria inexplicável.

John Black entrou no serviço militar aos 18 anos e queria ser policial. Casou-se com uma mulher que conheceu no exército, mas não era feliz no casamento. Mergulhamos na noite de 27 de fevereiro de 1978, repassamos os fatos do dia, todo o caminho até chegar ao crime e à prisão dele no dia seguinte. Nenhum de nós entrou em detalhes. Eu o pressionei:

– O que passou em sua cabeça naquele momento? O que você se lembra de ter pensado?

Ele tentou responder e se explicar, dizendo:

– É justamente isso... eu não estava pensando.

Aprender a viver com o mistério é, para mim, um aspecto importante de qualquer caminho espiritual. Como é que John Black, oriundo de um lar relativamente estável, sem antecedentes criminais, nem qualquer hábito de drogas pesadas, com inteligência acima da média, esposa e emprego, poderia ter feito uma coisa

Ferramentas para a cura

daquelas? Isso permaneceria para sempre um perturbador mistério.

John Black disse que estava grato por ter sido preso ao perceber o que tinha feito e declarou que seus próprios atos eram tão incompreensíveis que ele se perguntava se teria voltado a matar caso não tivesse sido capturado. Disseram-me que John Black, muitas vezes, citava versículos bíblicos, mas ele não fez muito isso durante o nosso encontro. Tampouco abriu muitos sorrisos, como eu tinha sido avisado que faria. Na verdade, havia uma ternura nele, uma inteligência, um espírito indagador no olhar.

Fizemos uma pequena pausa, e, quando retomamos, contei a ele sobre a vítima dele, a minha irmã espirituosa e bonita.

– Quando você tirou a vida de minha irmã – contei ao assassino em pessoa enquanto estávamos sentados na austera salinha naquela penitenciária do Texas –, havia, pasme, sete pessoas que a consideravam sua melhor amiga.

John Black, que cumpre há trinta anos a sentença de prisão perpétua, me contara sobre a vida dele com a honestidade que eu pedira. Agora, estava lhe contando sobre a vítima dele, que fora subtraída do mundo quando tinha 22 anos e eu apenas 9.

Minha irmã, contei a ele, era uma artista talentosa, multimídia: pintura, desenho, litografia, fotografia, design de joias e escultura. No programa de História da Arte, na Universidade do Texas, ela obtivera apenas grau A em todas as disciplinas. No verão seguinte à morte de

211

minha irmã, os amigos dela montaram uma exposição póstuma com as obras de arte dela, em uma galeria em Austin. Eu era o "caçulinha" dela, contei a John Black. Ela cortara meu cabelo pela primeira vez e era sempre ela quem fazia todos os meus bolos de aniversário, além de belos cartões nos feriados de Ação de Graças e Natal. Contei a ele o quanto sempre ficava na expectativa de visitá-la em Austin, como ela me sentava no tamborete alto de sua mesa de desenho com imensas folhas de papel e um montão de canetas, lápis, aquarelas e canetinhas. Contei a John Black como, quando ela vinha me aconchegar à noite, me fazia carinho, coçando minhas costas suavemente até que eu caísse no sono. Minha irmã tinha um senso de humor incrível, bizarro e debochado. Depois que ela morreu, contei a ele, descobrimos fitas cassete com ela cantando... Jamais imagináramos o quanto ela cantava bem! Em uma das fitas, ela tocava violão e cantava "Angel of Montgomery", mas eu sem querer gravei por cima. Em outra, ela e duas amigas cantavam uma antiga versão de "Rivers of Babylon". O final dessa canção tem versos maravilhosos:

> *So, let the words of our mouths*
> *And the meditations of our hearts*
> *Be acceptable in Thy sight*
> *Oh, Fari**

---

* Então, que as palavras de nossas bocas, / e as meditações de nossos corações, / sejam aceitáveis diante de Ti, / Ó, Senhor. (Tradução livre.) [N. de E.]

Ferramentas para a cura

Contei a John Black nossa última lembrança de minha irmã. Ela visitara minha mãe e a mim nas festas de fim de ano entre 1977 e 1978. Viera, como de costume, em um ônibus da Greyhound, mas, naquela visita, minha mãe lhe presenteou com nosso velho carro, um Chevrolet Vega azul-marinho. E esta cena transformou-se em nossa última imagem de despedida: minha irmã dirigindo pela rua no Vega enquanto minha mãe e eu ficamos na calçada, acenando. Enquanto se afastava, acenou graciosamente pela janela. Todos continuamos acenando até ela dobrar a esquina e sumir de vista.

Pedi a John Black que descrevesse a cela dele. Num pedaço de papel, desenhou um quadradinho e usou a caneta para apontar sua cama, a estante, uma Bíblia, um livro de concordância, outros livros religiosos, o calendário, o rádio (ele escutava uma estação cristã) e um ventilador. Passava o tempo do lado da janela, explicou ele, de onde avistava os animais lá fora. Perguntei a ele do que ele mais sentia saudades no mundo exterior, o "mundo livre" como os detentos costumam dizer. Ele me disse que sentia saudades de viver conforme o próprio cronograma. Também disse que sentia saudades dos animais... crescera em uma área rural.

Ele era ativo na capela da prisão, fora escolhido pelo capelão para ser diácono e até proferia o sermão de vez em quando. Dera o seu primeiro sermão havia três anos, no mesmo ano em que comecei a meditar em Spirit Rock, no Condado de Marin, na Califórnia. O assunto: reconciliação. Perguntei sobre oportunidades em que ele teve de ajudar as pessoas. Hesitou para responder; a hesitação, creio eu, no fundo era modéstia. Enfim, contou-me sobre um prisioneiro que matara muitas pessoas e estava sendo ameaçado por outro preso. O primeiro detento mostrou a John Black um "estoque" com o qual pretendia matar o sujeito que o provocara. Black o convenceu a desistir e a entregar a faca improvisada.

Por fim, peguei as mãos de John Black nas minhas.

– John – eu disse. – Eu lhe perdoo por seu crime de estuprar e matar minha irmã. Pelo que pude ver hoje, você é um homem bom, honesto, inteligente e ponderado. Para mim – continuei – perdoar significa que eu consigo aceitar o que aconteceu, que você fez o que fez e que hoje, neste momento, consigo lhe desejar o bem, que sinto compaixão por você. Espero que um dia você consiga perdoar a si mesmo.

– Louvado seja Deus – disse John Black. – Obrigado. Obrigado.

Àquela altura, o encontro estava praticamente terminado. Tanto John Black quanto eu tivemos que preencher um último e breve questionário. Quando ele estava saindo da sala, fiz algo que surpreendeu a nós dois: dei um abraço nele. Black ficou meio de lado, mas retribuiu o abraço com todo o coração, dizendo:

– Ah, eu não sabia se isso era adequado, mas esperava que fosse.

Baixei o olhar e vi a pequena Bíblia com capa de couro, que ele recebera de presente havia vinte anos.

– Parece mesmo bem desgastada – comentei.

– Isto – respondeu ele – é a minha muleta.

– Ah, não, não é – eu disse.

Ferramentas para a cura

E ele respondeu:
– É sim. Sem sombra de dúvida.

Ouvimos o termo "perdão" muitas vezes. É algo que esperamos tanto de nós mesmos quanto dos outros, mas raramente paramos para nos perguntar qual o significado da palavra. Perdão é abrir mão dos pensamentos e sentimentos negativos, amargos e ressentidos que guardamos contra outrem. Quando perdoamos alguém, abrimos mão da necessidade de vingança e tomamos a decisão de parar de nos magoar. Talvez você já tenha escutado a frase: "cultivar rancor é como beber veneno e esperar que a outra pessoa morra". Maus pensamentos e sentimentos em relação a outras pessoas não as machucam; em vez disso, nos machucam por dentro porque criam reações fisiológicas desfavoráveis em nosso corpo. Também criam um sofrimento emocional que pode, por exemplo, acabar se manifestando como depressão ou ansiedade. Portanto, perdoar alguém é liberar esses pensamentos e sentimentos negativos de modo que parem de machucar você.

Trabalhei com algumas pessoas no passado que sentiam que, ao perdoarem alguém que as magoou, estavam dizendo que os comportamentos nocivos eram aceitáveis. Isso não é verdade. O perdão não torna tais atos aceitáveis, mas é uma ferramenta a se usar para diminuir ou interromper o seu próprio sofrimento emocional. Precisamos ser capazes de fazer a distinção entre a pessoa que nos machucou e a ação dela. Em primeiro lugar, devemos reconhecer que somos todos seres humanos e, fundamentalmente, todos estamos buscando a mesma coisa: paz interior e felicidade. Até mesmo aqueles que infligem grande dor e sofrimento estão em busca de contentamento interior, e as ações deles, de certa forma, servem como uma injeção instantânea e temporária de felicidade. Essas pessoas ainda merecem a nossa compaixão. Lembre-se de que, em nosso âmago, estamos todos conectados pela mente transcendente e somos todos programados naturalmente a tendências como amor, compaixão, bondade e empatia. É isso que nos conecta e é isso que cria as transformações em nossa consciência.

Quando uma pessoa inflige dor e sofrimento a outra, faz isso de um lugar emocionalmente ferido, porque só gente magoada magoa os outros. Esqueceram-se de quem realmente são e deixam de expressar sua verdadeira natureza. Se quisermos chegar a um lugar de contentamento interior, devemos tentar olhar para além de nossa dor e compreender o sofrimento da outra pessoa. Pergunte-se por qual dor e sofrimento aquela pessoa passou para ser capaz de infligir dor sobre outra pessoa. Onde a dor é infligida, está faltando amor e compaixão. Lembre-se de que não podemos dar ao outro o que não temos. Portanto, se, no passado, experimentamos dor e desamor, se não fomos amados e acalentados da maneira certa, então nossos atos virão de um lugar ferido. (Isso não quer dizer que estejamos colocando a culpa em nossos cuidadores, porque eles também só puderam nos dar o que tinham. O nosso foco, portanto, não deve ser culpar alguém, mas curar nossos aspectos feridos.)

À medida que começamos a entender, em primeiro lugar, que estamos todos conectados, e, em segundo lugar, o raciocínio por trás dos atos dos outros, abrimos as portas

Ferramentas para a cura

para desenvolver compaixão por eles. Quando desenvolvemos compaixão, somos capazes de perdoar. Não importa quanto queiramos perdoar alguém, a vontade é, por si só, insuficiente. Apenas a compreensão e a empatia verdadeiras nos permitirão perdoar e, por meio disso, alcançar a libertação emocional.

O perdão não significa aceitar os atos errados das pessoas. No exemplo do início desta seção, John Black ainda continuava preso como consequência de seus atos. Tom Hudgens perdoou-o porque sabia que era algo que precisava fazer. Tom superou o desafio e conseguiu separar a pessoa do ato que ela cometeu. Por meio de uma combinação entre meditar, raciocinar, refletir e aceitar, Tom conseguiu se reconciliar com John Black. Em todo esse processo, Black também se tornou uma pessoa melhor. Tomou consciência de seus atos e experimentou uma mudança de percepção.

Perdoar não quer dizer que o ato errado seja aceitável, mas reconhece que mais ódio, mais ressentimento, mais atos e pensamentos negativos não ajudam na cura de ninguém. Perdoar é reconhecer que, em última análise, o amor é a cura mais poderosa. Sim, uma pessoa precisa ser responsável por seus próprios atos, mas também precisa de ajuda para expressar sua natureza amorosa natural. Afinal de contas, quem aprende a amar de verdade sentirá naturalmente empatia e compaixão pelos outros e não praticará esse tipo de ato nocivo.

O perdão e a tolerância são sinais de força, não de fraqueza. Quando damos um passo para perdoar alguém, não estamos só assumindo a responsabilidade por nossa própria saúde e cura, mas também reconhecendo o divino nos outros. Fundamentalmente, o perdão é uma ferramenta

O Poder da Mente | Sunita Pattani

para nos ajudar a mudar nossa percepção e a chegar mais perto de expressar quem realmente somos. A seguir, alguns fatores-chave para lembrarmos sobre o perdão:

1) O perdão traz benefícios a você. Tem a ver com encontrar a paz dentro de si e diminuir o seu próprio sofrimento emocional. É compreensível sentir emoções negativas sobre uma situação, e é normal, também, nutrir sentimentos negativos em relação à pessoa que provocou a mágoa. Permita que o processo ocorra, mas tenha em mente que existe uma diferença entre a pessoa e o ato que ela cometeu.

2) Entenda que há uma diferença entre a pessoa e o ato dela. É compreensível ter sentimentos negativos em relação aos atos de uma pessoa, mas é importante lembrar a verdade, fundamental e transcendental, sobre ela. No início, talvez, isso não seja nada fácil, mas comece a contemplar essa possibilidade! É uma meta bastante proveitosa.

3) Analise a seguinte tríade: empatia, compaixão e perdão. A empatia é a capacidade de compreender as circunstâncias, os sentimentos e as razões da outra pessoa. É uma ferramenta poderosa que podemos usar no processo de perdoar, pois nos permite vislumbrar por que a pessoa fez o que fez. Compreender através da empatia é o que conduz à compaixão, e a compaixão é o que conduz ao perdão.

4) Perdoar talvez não signifique necessariamente reconciliar-se com a pessoa. Se a pessoa continua a se comportar de modo negativo, então é normal e seguro distanciar-se

Ferramentas para a cura

dela. Perdoar alguém não é permitir que ela continue a magoar você. Em vez disso, envolve primeiro reconhecer o que está acontecendo dentro de você e, depois, perceber que os atos da pessoa vêm de um lugar ferido. Os dois fatores vão ajudá-lo a encontrar a paz. Chegar a essa percepção não significa que você tenha que se integrar de novo com a pessoa que o magoou e também não significa que ela vá mudar.

5) Talvez a coisa mais importante a lembrar é que o perdão pode levar tempo. O processo de empatia, compaixão e perdão talvez não seja direto, especialmente se a ação lhe causou uma dor imensa, e o processo pode muito bem ser do tipo que envolve dar dois passos adiante e um para trás. Uma ideia seria, talvez, conversar com uma pessoa de confiança ou procurar aconselhamento, a fim de processar os pensamentos e sentimentos que você estiver experimentando. Lembre-se de que levou muito tempo para Tom Hudgens processar a dor, com ajuda da meditação, até conseguir perdoar John Black. Nesse caso, Black também passou por uma forma de cura, mas nem todo mundo vai passar por essa experiência. Em alguns casos, as pessoas não conseguem uma conexão consigo mesmas e, portanto, não mudam.

6) Lembre-se de se ancorar ao presente. Às vezes, quando experimentamos um evento que consideramos traumático, permanecemos ali aprisionados. Os anos podem passar, mas, mesmo assim, a dor pode ser tão vívida quanto na primeira vez em que a experimentamos. É importante lembrar a si que cada momento é novo, uma oportunidade de experimentar a vida de forma diferente. O evento pode ter ocorrido tempos atrás, mas a sua percepção, os seus pensamentos e os seus sentimentos atuais estão lhe infligindo a dor agora. Usar as técnicas de relaxamento pode ajudá-lo a lidar com os pensamentos e os sentimentos.

O quarto elemento
O papel da nutrição

Antes de começar a discutir esse elemento, quero primeiro ressaltar que não sou uma profissional médica qualificada nem nutricionista. As informações aqui apresentadas não devem ser substituídas pelo aconselhamento profissional de um médico ou nutricionista. O objetivo desse elemento é realçar o papel que a nutrição pode exercer no bem-estar emocional.

*

A cura mais profunda tem tudo a ver com abordá-la sob os prismas da mente, do corpo e do espírito. Se, por um lado, entendemos que somos parte de uma mente transcendente e que precisamos liberar energia aprisionada (a qual é o resultado de traumas no passado), por outro também precisamos considerar com seriedade a saúde de nosso corpo físico.

Precisamos começar a abordar a cura sob os prismas da mente, do corpo e do espírito; caso contrário, continuaremos a sofrer de algum modo. Precisamos tratar o "todo" de nós mesmos, ou seja, precisamos abordar as partes tangíveis e intangíveis de nós mesmos. Nosso corpo abriga nosso espírito, é o veículo por meio do qual percebemos a vida humana, e é essencial que entendamos como o nosso corpo responde à nutrição e ao meio ambiente. Somos constantemente informados de que precisamos comer frutas e hortaliças, mas o que não nos informam explicitamente é o efeito que elas exercem sobre nosso bem-estar físico e emocional. Abrimos mão de nosso poder pessoal no que tange a nossas necessidades nutritivas. Muitos de nós nem sequer sabemos o que exatamente estamos ingerindo quando consumimos um alimento industrializado. Igualmente, não temos nem ideia de como a nossa comida é preparada e empacotada.

Nossa sociedade está repleta de doenças físicas e emocionais cujos tratamentos são focados principalmente na medicina convencional. Muitos de nós nem prestamos muita atenção ao papel que exercemos na criação desse ambiente tóxico dentro de nós e, com frequência, aumentamos essa toxicidade com o consumo de medicamentos. Não estou dizendo que a medicina convencional não é importante, porque, claramente, em muitos casos, salva vidas. O que estou dizendo é que precisamos assumir plena responsabilidade por nosso bem-estar físico e emocional, e isso significa que precisamos cuidar de nossa alimentação.

Uma combinação de questões emocionais, bem como a natureza fisiológica viciante de alguns alimentos, pode tornar dificílimo nos alimentarmos de um modo nutritivo

O papel da nutrição

para o corpo. No passado, já tive uma relação extremamente conturbada com a comida. Ainda muito jovem, desenvolvi problemas de imagem corporal e, tão logo adquiri idade suficiente, entrei em meu primeiro clube de dieta oficial. Desde por volta dos 15 anos até os 25 (embora o meu padrão alimentar fosse muito errático, alternando períodos de dieta e de compulsão alimentar), consegui, não sei como, manter meu peso sob controle. Mas a partir daí, não consegui mais manter esse ciclo e, em um curto período, desenvolvi um transtorno de compulsão alimentar. Durante quase seis anos, minha alimentação ficou severamente fora de controle e engordei 32 quilos no processo, apesar de meus esforços desesperados para mudá-la.

Após sofrer um grande abalo em minha vida pessoal, cheguei ao fundo do poço. Sabia que precisava fazer de tudo para mudar. Aos poucos, fui encontrando uma maneira de controlar a compulsão alimentar,* mas ainda não consumia alimentos mais nutritivos e, portanto, existia sempre o risco latente de ter uma recaída.

Alguns anos mais tarde, desenvolvi alergias e problemas graves em minhas glândulas. Em certos dias, minhas glândulas doíam tanto que eu nem conseguia virar o pescoço direito. Tive que tomar medicação frequente para manter os sintomas sob controle, e, como algumas de minhas alergias eram a grama e pólen, fui aconselhada a não passar muito tempo ao ar livre em áreas com gramados. Isso foi difícil porque adoro ficar ao ar livre. A vida cotidiana era uma luta constante e, na maior parte do tempo, não me sentia bem.

---

*   Se quiser saber mais sobre como me libertei da compulsão alimentar, consulte meu livro anterior, *My secret affair with chocolate cake* (2012).

Um dia, uma amiga sugeriu que eu mudasse completamente meus hábitos alimentares, adotando uma dieta baseada em sucos naturais e produtos vegetais. A princípio, fiquei insegura, porque não sabia se iria me adaptar à falta de farinha de trigo e produtos de origem animal, mas, por desespero, segui o conselho dela.

Pesquisei bastante sobre sucos antes de começar e sabia que precisava ser muito cuidadosa porque sofrera de um transtorno alimentar no passado. Adotei um programa criado por Jason Vale e, durante uma semana inteira, não consumi nada além de suco recém-extraído. Reconheço que os primeiros dois dias foram desafiadores, mas no terceiro dia comecei a me sentir bem melhor. Já não sofria com dores de cabeça e letargia. Conseguia me concentrar por longos períodos e, portanto, minha produtividade no trabalho melhorou significativamente. Concluída a primeira semana, fiz uma transição para uma dieta baseada em plantas e continuei tomando dois ou três sucos por dia, acrescentando uma saudável refeição vegetariana à noite. A diferença em minha saúde foi profunda. Logo que comecei a dieta com base em sucos, todas as alergias desapareceram – o rosto inchado e as erupções cutâneas na pele sumiram. Quatro semanas depois, minhas glândulas já estavam funcionando normalmente outra vez. Meus exames de sangue se normalizaram e o médico ficou surpreso com o resultado.

A melhora em minha saúde foi tanta que decidi permanecer vegetariana. A ingestão de sucos realinhou o meu corpo para funcionar normalmente de novo. Assim, quando comecei a introduzir diferentes grupos de alimentos em minha dieta, consegui perceber como o meu corpo respondia

O papel da nutrição

a eles. Notei que os produtos lácteos me causavam sintomas de gripe e perturbavam a minha clareza mental e, por isso, cortei a maior parte deles de minha dieta. Também notei que respondia bem ao arroz, mas alimentos com farinha de trigo às vezes me deixavam inchada. Levei um tempo para aprimorar minha dieta, mas enfim alcancei o ponto em que os alimentos estavam funcionando harmoniosamente com meu corpo.

Cresci ouvindo que uma boa nutrição era importante, mas fiquei chocada ao descobrir o impacto da comida em minha mente e em meu corpo. Antes disso, eu sofria com um transtorno de compulsão alimentar e, quando removi certos alimentos e determinadas combinações de alimentos, as tendências desapareceram. Sim, de vez em quando sinto um desejo psicológico por um alimento específico e, nas ocasiões em que decido comer esse alimento, percebo que o sabor não é tão bom quanto eu pensava. Pensar em comer é muito mais atraente do que a comida em si.

Embora este livro não seja sobre questões de compulsão alimentar, gostaria de mencionar que comer em excesso ou comer compulsivamente podem ser problemas complexos, e indivíduos diferentes experimentam os sintomas de maneiras diferentes. Para mim, certos alimentos produziam uma forte resposta fisiológica, a ponto de me sentir fora de controle e estimulada a ingeri-los. Recorrer somente à psicologia do alimento não era o bastante, porque esses alimentos exerciam influência sobre a minha psicologia. Exerciam em mim um efeito similar ao de uma droga, e até hoje sei que, se recomeçar a comer do jeito que costumava comer, meus sintomas antigos retornarão.

O Poder da Mente | Sunita Pattani

Talvez a revelação mais interessante de todas tenha sido o impacto que a mudança na nutrição teve sobre minha saúde emocional. Eu sabia que a nutrição era importante para manter a mente e o corpo funcionando, mas não percebera até que ponto isso era verdadeiro. Experimentei um nível mais alto de clareza mental, bem como um estado de humor melhorado. Minhas enxaquecas constantes sumiram por completo e conseguia me concentrar por períodos bem mais longos. Eu também estava com a mente mais serena e já não experimentava diálogos internos incessantes. Fiquei com a sensação de ter "aberto espaço" em minha mente, o que permitia que eu pensasse antes de responder.

Tão logo experimentei pessoalmente esses benefícios, comecei a aprofundar minhas pesquisas sobre o papel da nutrição no bem-estar emocional. Logo aprendi que muita gente experimenta grandes proveitos, tanto físicos quanto emocionais, ao mudar a dieta.

James Colquhoun e Laurentine ten Bosch, os cineastas que dirigiram *Food matters* e *Hungry for change*, começaram a jornada deles quando o pai de James, Roy, foi diagnosticado com síndrome da fadiga crônica:*

> Em 2003, o pai de James enfrentou uma grave crise de saúde. Após décadas trabalhando em condições estressantes e consumindo uma típica dieta ocidental, o corpo de Roy Colquhoun entrou em colapso. Acamado durante

---

* Se quiser saber mais sobre nutrição, sugiro que assista a *Food matters* e *Hungry for change*. Saiba mais sobre James e Laurentine e também descubra mais sobre esses dois filmes em www.foodmatters.tv.

O papel da nutrição

meses com depressão, fadiga crônica, ansiedade e graves sintomas gripais, Roy buscou o melhor atendimento médico disponível. Psiquiatras e especialistas médicos recomendaram uma infinidade de medicamentos que nada fizeram para aliviar as doenças físicas de Roy. Na verdade, Roy afirma que agravaram a sua condição mental.

– Minha vida era uma confusão psicótica se espiralando fora de controle – recordou Roy. – Em última análise, isso induziu o meu psiquiatra a me internar em um hospital psiquiátrico especializado por um período de trinta dias. Essa internação não ajudou em nada, e tudo o que foi alcançado foi uma mudança nos ingredientes do coquetel de remédios que me prescreveram... Sentimentos de desesperança começaram a dominar minha vida. O suicídio estava se tornando uma opção assustadora e muito real.

Na condição de empresário profissional que acreditava obstinadamente em práticas convencionais, Roy mostrou-se inicialmente muito reticente quando James e Laurentine o incentivaram a ler a respeito dos métodos naturais de saúde sobre os quais estavam aprendendo. Roy explica que sua atitude na época foi indagar-se:

– Se os melhores médicos não conseguiram me curar, como é que meu filho e minha nora podem me ajudar com essa abordagem baseada em nutrição e vitaminas?

James e Laurentine entenderam que seriam necessárias medidas poderosas para que Roy abrisse os olhos e abandonasse o perigoso hábito de drogas farmacêuticas. Após perceberem que ele não estava lendo os livros que haviam lhe enviado, a dupla saiu mundo afora entrevistando médicos experientes, pesquisadores, naturopatas e jornalistas. O raciocínio deles foi de que, se Roy não quisesse ler os livros, talvez quisesse assistir a esses especialistas em um DVD.

– Eles bateram em minha porta e me disseram que não iriam embora até que eu me recuperasse – relembrou Roy. Assistir às entrevistas com todos esses peritos surtiu o efeito desejado. – Depois de cinco anos com doses pesadas de antidepressivos, antipsicóticos, ansiolíticos e comprimidos para dormir, comecei a tomar doses terapêuticas de vitaminas e minerais e, uma semana depois, parei com toda a medicação prescritiva.

Além disso, os dois usaram métodos persuasivos, de acordo com Roy, pouco delicados:

– Fui obrigado a fazer um detox de dez dias, comendo apenas alimentos crus, sem tomar bebidas alcoólicas, e, depois disso, prossegui em uma dieta de limpeza especial.

Os resultados? Nada menos do que espetaculares. Roy não sofreu nenhum dos graves efeitos colaterais de abstinência de remédios advertidos pelos médicos. Hoje, está livre de doenças, livre de remédios, vinte quilos mais magro, correndo duas vezes por semana e desfrutando de uma aposentadoria feliz.

– O que estamos sugerindo não é que as drogas farmacêuticas não tenham sua função, mas que os profissionais de saúde, talvez sobrecarregados, não tenham tempo para educar as pessoas sobre nutrição e vida saudável – ressaltou James. – O *Food matters* foi criado para ajudar a preencher esse vácuo.

O papel da nutrição

Especialistas como Charlotte Gerson explicam que o corpo humano é autocurativo quando funciona em boa saúde. Ela afirma categoricamente:

– Um corpo normal e saudável não pode e não vai desenvolver câncer e, aliás, nem qualquer outra doença. Por outro lado, quando nossos sistemas de cura inata são danificados por uma dieta não natural e por um ambiente tóxico, a doença se manifesta. Embora os medicamentos tenham seu lugar em emergências médicas, o uso crônico apenas mascara o sintoma da doença e impede a cura profunda.[1]

A história de Roy destaca a importância da nutrição na saúde mental. Fica difícil tratar alguém psicologicamente quando a saúde mental está afetada pela nutrição. Ao lidarmos com a cura emocional, em que um indivíduo está se alimentando de forma desequilibrada, torna-se desafiador verificar o quanto do problema emocional resulta do desequilíbrio nutricional, que é um dos fatores-chave abordados por mim em terapia. Embora eu não esteja qualificada a dar conselhos nutricionais, incentivo as pessoas a assistirem a filmes como *Food matters* e *Hungry for change* e a consultarem uma boa nutricionista holística. A nutrição não é responsável por todos os problemas de uma pessoa, mas pode desempenhar um papel significativo.

Outro exemplo surpreendente é o de Fiona Watson, que relatou sua experiência:

Estava deitada na cama numa noite de julho de 2013 quando soube de um documentário chamado *Fat, sick and nearly dead*. Lembro-me de pensar: "que nome ridículo para um documentário". Mas sabe de uma coisa? Eu estava enfrentando uma barra pesada e o título descrevia exatamente como eu me sentia! Me identifiquei com as palavras de Joe Cross do começo ao fim. Era como se uma lâmpada tivesse se acendido em minha cabeça, e no dia seguinte encomendei uma centrífuga.

Estava sofrendo com espasmos debilitantes nas costas e tomando dois comprimidos de 500 mg de di-hidrocodeína quatro vezes ao dia só para conseguir me mexer. Também tomava antidepressivos há um bom tempo, e me entregava ao vício do álcool como muleta emocional. Duas semanas após mudar de dieta, eu me dei conta de que já não precisava de remédios e de álcool.

Hoje, venho trabalhando com um bom número de clientes que constataram uma diminuição significativa em seus níveis de ansiedade desde que modificaram a dieta. Cada pessoa é diferente e, portanto, os alimentos-gatilho também são diferentes: a cliente A., de 30 anos, sofria de ansiedade severa a ponto de afetar sua vida diária. Outros membros da família também sofriam com o mesmo problema. Ela queria evitar a medicação e estava disposta a, primeiramente, tentar métodos alternativos. Dias após mudar de dieta, reconheceu que o arroz branco desencadeava uma mudança em seu comportamento e notou uma diminuição imediata em seus níveis de ansiedade ao cortar o alimento.

A cliente B. notou que alimentos com açúcar, especificamente doces e chocolates, lhe desencadeavam sentimentos irritadiços. Também percebeu que o filho dela respondia a

O papel da nutrição

alimentos com açúcar da mesma forma. Por isso, hoje controla o consumo de açúcar com muito cuidado.

O cliente C., de 42 anos, descobriu que *fast-food* e certas carnes o deixavam ansioso. Constatou que, ao ingerir uma dieta vegetariana, ficava mais calmo e conseguia controlar melhor a raiva e as emoções negativas.

Neil Martin, fundador da Natural Juice Junkie, também percebeu os benefícios da nutrição em primeira mão, declarando:

> Pouco antes do meu aniversário de 23 anos, meu pai morreu de câncer com apenas 50 anos de idade. Não tenho certeza se consigo escolher as palavras para descrever o quanto eu amo meu pai: meu pai, meu herói, meu mentor, meu amigo. Quase falei "o quanto eu amava", mas os sentimentos que sinto por ele sempre estarão comigo, mesmo que a vida terrena dele tenha terminado. Talvez perdê-lo em uma idade tão jovem devesse ter feito eu focar mais a minha própria saúde, mas isso não aconteceu. Em vez disso, o efeito foi o contrário.
>
> Suspeito de que poderia escrever vários livros sobre o impacto que o meu pai teve em minha vida e sobre os efeitos de perdê-lo, mas, por agora, vou me esforçar para ser breve. É engraçado... após perder peso e desenvolver hábitos mais saudáveis nos últimos anos, muita gente me pergunta como é que eu consegui isso, mas pouca gente (ou ninguém) pergunta como é que ganhei peso em primeiro lugar. Na época em que meu pai morreu, eu era um jovem recém-casado e saudável de 22 anos que ia à academia quase todos os dias e sentia-se apto o suficiente

para conquistar o mundo. De súbito, meu mundo simplesmente desmoronou. Uma das pedras angulares de minha própria existência havia desaparecido e eu não tinha nem ideia de como lidar com isso. Não vou entrar em detalhes para não ser cansativo, mas digamos apenas que pensei que estava quase na metade de minha própria vida, então ia vivê-la. Infelizmente, deixei-me levar pelo estilo de vida que adotei a partir de então, pensando que viver bem era beber mais, comer o que eu gostava, sem "desperdiçar meu tempo" na academia.

Uma década depois, me olhei no espelho e um sujeito gordo e envelhecido me encarava. Essa não era a vida boa que havia sido prometida nas propagandas de todas as comidas e bebidas que eu tinha consumido. Tinha o carro do ano, roupas extravagantes etc., mas com certeza não estava vivendo uma vida que valorizava o máximo de todos os dias preciosos.

Meu pai foi minha inspiração para tanta coisa em minha vida, mas, acima de tudo, me inspirou a ser o melhor pai que pudesse ser. Quando vi o cara gordo e doente no espelho, fiquei com medo de que meus filhos me perdessem muito jovem. Não podia permitir que isso acontecesse. Por isso, tomei as rédeas de meu próprio futuro e mudei meu estilo de vida.

Em setembro de 2009, consultei uma terapeuta nutricional que me deu vários conselhos sobre como deixar a minha dieta mais saudável. Isso me incentivou a pesquisar sobre dietas e nutrição, e um dos livros falava sobre os sucos naturais. Quando li sobre o conceito de fazer sucos de hortaliças para aumentar o volume de nutrientes que

O papel da nutrição

estava consumindo, fez sentido imediato para mim, então encomendei uma centrífuga. O primeiro programa de sucos que segui foi o de Jason Vale, chamado "Meio quilo por dia em 7 dias". Tenho que admitir: inicialmente, estava um pouco cético quanto a sobreviver apenas com suco por sete dias e convencido de que passaria fome a semana inteira. A maioria das pessoas com quem mencionei o fato também achou que aquilo era uma loucura. Isso foi um tempão antes do documentário *Fat, sick and nearly dead*, e a mídia ainda não dava muita ênfase para o detox com sucos. Alguns meses após ler o livro, fiquei uma semana trabalhando em casa, então resolvi experimentar. Que eu me lembre, devo ter perdido uns 5 quilos naquela semana. Não sentia fome e fiquei realmente surpreso por me sentir explodindo de energia. Quando comecei o programa de sucos naturais, meu peso logo diminuiu, mas a perda de peso era apenas uma pequena parte da história. Antes de começar a jornada para recuperar minha saúde, eu era asmático e tinha vários outros problemas de saúde, incluindo a síndrome do intestino irritável. Introduziram câmeras no interior de meu corpo, coletaram biópsias, mas não conseguiram me curar com nenhuma pílula maravilhosa.

Desde que comecei a minha jornada, perdi mais de 33 quilos e já não sofro de asma ou de qualquer um dos outros problemas de saúde que antes afetavam minha vida diariamente.

Sou uma pessoa normal, não tenho nada de especial. Acredito piamente que, se consegui recuperar minha saúde, perder peso e reverter o processo de envelhecimento, milhões de outras pessoas também podem conseguir.[2]

O Poder da Mente | Sunita Pattani

A Clínica Riordan, localizada em Wichita, Kansas, é uma organização sem fins lucrativos cujo foco é a saúde com base na nutrição. Desde a sua criação, em 1975, a clínica integra o estilo de vida e a nutrição no intuito de ajudar os indivíduos a encontrar as causas de suas enfermidades. A missão da clínica tem sido estimular uma epidemia de saúde.

Um dos fundadores da Clínica Riordan, o dr. Hugh D. Riordan, publicou o seguinte artigo sobre superar a depressão:

> A depressão afeta cerca de 17 a 19 milhões de adultos estadunidenses a cada ano e é possível ficar deprimido pela falta de uma quantidade suficiente de um único micronutriente. Você sabia que todos os livros médicos, pelo menos até alguns anos atrás, indicavam que um dos efeitos mais comuns de índices inadequados de vitamina C é a depressão? Raramente vamos a um psiquiatra que manda avaliar o nosso nível de vitamina C.
>
> Há muitos anos, tive uma cliente que era professora e andava profundamente deprimida. Ela fizera três anos de psicoterapia antes de vir à clínica. Sofria de fadiga profunda e mal conseguia fazer suas atividades diárias. Nossos testes revelaram que ela estava sem vitamina C detectável, então lhe receitamos 500 mg de vitamina C por dia, o que não é muito para nossos padrões.
>
> Algumas semanas depois, ela achava que ocorrera um milagre. Mas não era milagre, ela estava com pouca vitamina C, e uma das consequências naturais disso é a depressão. O plano de saúde dela era muito bom. Ela poderia ter consultado uma psicoterapeuta semanalmente por dois anos, e o plano teria pagado a conta inteira.

O papel da nutrição

A nossa conta foi de dois telefonemas e três doses de vitamina C. A empresa não quis pagar porque a vitamina C nada tinha a ver com a depressão, de acordo com o cronograma de pagamento deles. Mas, se você estiver deprimido, vale a pena investigar os níveis de vitamina C.

Em estudos realizados em dois centros de saúde, 30% das novas internações com diagnóstico de depressão apresentaram baixos níveis plasmáticos de vitamina C. Na verdade, fizemos um estudo semelhante alguns anos atrás e descobrimos que, se você aplicasse vitamina C a uma centena de pessoas deprimidas sem medir a taxa de tal vitamina, 30% apresentariam melhoras. Estatisticamente, isso está abaixo do nível de placebo. É por isso que é importante separar os 30% do grande grupo, pois as pessoas com baixos níveis de vitamina C, obviamente, respondem mais à vitamina C.

Naturalmente, homens e mulheres não vivem apenas de vitamina C. É possível ficar deprimido devido à falta da quantidade necessária de um único micronutriente. Na seguinte transcrição, uma pessoa descreveu esse problema:

Eu me sentia cada vez mais deprimida. Meus dois netinhos iam nascer no final de julho e não queria conhecê-los. Isso é bem esquisito para uma avó. Sabia que não seria capaz de ajudar os meus filhos a criar os filhos deles. Sabia que precisava dar aulas. Precisávamos do dinheiro. Eu tinha insônia e nem me preocupava com meus alunos. Dou aulas para alunos com deficiência. Adoro o meu trabalho, mas não estava me sentindo bem e sabia que tinha algo errado. Tentei hipnose sem sucesso. Tentei vários psiquiatras.

O Poder da Mente | Sunita Pattani

Minha resposta à medicação era diametralmente oposta à intenção terapêutica. Um psiquiatra percebeu que deveria me mandar para a clínica. Aquilo não se tratava apenas de uma leve depressão; era uma incapacidade de lidar com a vida, uma incapacidade de desfrutar da companhia da minha família. Não podíamos sair para jantar porque eu era alérgica a muitos alimentos. O que mudou minha vida foi ligar para a clínica e informá-los que eu não estava me sentindo melhor. Eles decidiram me fornecer o dobro da quantidade de zinco líquido. O dr. Riordan me orientou sobre como tomá-lo. Em vez de ingerir a dose misturada a um copo d'água, eu a engolia com apenas alguns goles de água. Dois dias após começar a tomar o dobro de zinco, o meu marido declarou que convivia com uma nova esposa e que não tinha certeza se conseguiria acompanhar meu ritmo. Até trouxemos a minha filha para cá, que está gravemente deprimida, e sabemos que ela receberá ajuda. Ela tem algumas necessidades nutricionais iguais às minhas, mas não a necessidade de zinco. Estamos todos felizes com os dois netinhos. Também consegui melhorar com meus alunos.

Esse caso salienta vários pontos importantes. Um ponto é medir o que está acontecendo. Se você der zinco a 100 pessoas deprimidas, 99 delas não vão saber como utilizá-lo. No caso dessa paciente, o zinco parece ter sido fundamental. É importantíssimo analisar a bioquímica individual para ver o que está faltando e o que precisa ser melhorado. Aí sim é que será efetivo. Ela também indicou que não estava melhorando no começo.

O papel da nutrição

É importante acompanhar o caso para ver como está evoluindo. Sabíamos que o zinco inicial dela era muito baixo, e o montante primário que lhe fornecemos não foi suficiente para elevá-lo ao nível de que ela precisava.

Tenha em mente que o zinco está envolvido em pelo menos cem sistemas enzimáticos somente no cérebro. Portanto, é um micronutriente importantíssimo. Certamente não é o único, mas merece atenção quando a função do tecido cerebral não está ideal.

A serotonina tende a melhorar o humor e a promover o relaxamento. Se você pretende fazer um estudo sobre serotonina, tem que coletar urina ao longo de 24 horas. O laboratório vai lhe informar que o consumo de abacate, abacaxi, berinjela, ameixas, nozes, bem como o fato de estar grávida, influenciam o nível de serotonina.

De acordo com um estudo conduzido na Grã--Bretanha, 80% das pessoas com transtornos de humor observaram que as escolhas alimentares afetavam o modo como se sentiam. Os alimentos que você escolhe (abacate, bananas e algumas nozes) devem elevar o seu nível de serotonina e, assim, melhorar a forma como você se sente, caso esteja deprimido.

O açúcar e o álcool são considerados "estressores alimentares" de acordo com um estudo britânico. No mesmo estudo, água, legumes, frutas e peixes foram considerados "apoiadores alimentares". Na verdade, os pesquisadores disseram que a água vinha em primeiro lugar para as pessoas que desejavam melhorar a forma como se sentiam. À medida que envelhecemos, um dos principais problemas é a desidratação. Quando somos jovens, a proporção de água no interior das células e no exterior da célula é de 1,2 para 1. Existe mais água na parte interna da célula do que fora dela. Ao alcançarmos os 60 anos, essa razão será de 0,8 para 1. Mesmo que você esteja bebendo bastante água, está se desidratando o tempo todo. Por isso, o objetivo é beber água suficiente.

A incidência de transtornos depressivos varia mundo afora. O Japão tem a menor incidência de depressão, assim como a Coreia do Sul: 2%. Taiwan tem 3%; os Estados Unidos têm 7%; a Nova Zelândia, 11%; e a França, 16%. Aparentemente, as escolhas alimentares podem ter algo a ver com as pessoas estarem ou não deprimidas. Os japoneses e coreanos comem muitos peixes. O ômega-3 da maioria dos peixes manipula os produtos químicos cerebrais de modo a melhorar o humor. É claro que você pode medir também os ácidos graxos para monitorar os níveis deles em seu corpo. Se o cérebro não estiver funcionando bem, alimente-o com o que ele precisa!

A maioria das pessoas não relaciona a comida com a forma como se sentem. Além de respostas gerais a vários alimentos, reações adversas a alimentos específicos podem levar à depressão. A clínica utiliza o teste citotóxico para detectar reações adversas alimentares. O teste é útil para pessoas que apresentam confusão mental ou não estão raciocinando direito. O teste é feito separando-se os glóbulos brancos e, em seguida, misturando-os com vários antígenos alimentares. Se os glóbulos brancos estiverem felizes e saudáveis, não há problemas com a

O papel da nutrição

comida. Se houver morte de glóbulos brancos, então você tem um teste citotóxico positivo. Limitar os alimentos citotóxicos pode melhorar a função cerebral.

Os neurotransmissores são derivados de aminoácidos, que podem ser medidos no sangue e na urina. Os aminoácidos anormais podem ser corrigidos nutricionalmente, o que deve melhorar os neurotransmissores e a função cerebral. Níveis adequados de ácidos graxos, componentes de todas as membranas celulares, podem ter um efeito estabilizador no humor. As células se comunicam entre si por meio dos ácidos graxos na membrana.

A função inadequada da tireoide pode levar à depressão. É possível fazer vários testes: padrão da tireoide, hormônio estimulante da tireoide (TSH) ou tiroxina (T4). Medimos também a tri-iodotironina (T3), o hormônio ativo que entra na célula.

Descobriu-se que alterações hormonais, como baixa testosterona, também afetam a depressão. A mesma coisa acontece com os desequilíbrios hormonais femininos.

É normal uma depressão de curto prazo em resposta a eventos de vida desagradáveis, e isso não exige necessariamente antidepressivos. Hoje em dia, em nossa cultura, existe a noção de que nunca se deve sentir deprimido em relação a nada. Quando certas coisas acontecem, é normal se sentir deprimido. Se for uma coisa em curto prazo, em geral não é necessário tratamento.

Constatou-se que as pessoas deprimidas respiram menos profundamente do que as pessoas que não estão deprimidas. Você pode aliviar o estresse praticando a respiração profunda. Faça cinco respirações profundas segurando cada uma por seis segundos. Repita isso quatro vezes por dia. Vai diminuir a tensão. Seu sistema nervoso é dividido em duas partes: o central e o autônomo. Ao longo do dia, vamos ficando tensos com as coisas que estão acontecendo, e o sistema nervoso autônomo também fica tenso. É como travar uma catraca. Quando você respira fundo cinco vezes, libera a catraca.

Os exercícios físicos também demonstraram ser úteis para eliminar a depressão. Estudos na Universidade de Wisconsin mostram que fazer as pessoas que estão deprimidas participarem de corridas em grupo reduz a depressão em cerca de 85% delas.

Um psicólogo falou que todos nós somos atingidos pelo mesmo martelo, então deixou uma observação interessante:

– Uma pessoa fez três bonecos, um de porcelana, um de plástico e outro de aço. Se você golpear todos os três com um martelo, o de porcelana se esmigalhará, o de plástico afundará e o boneco de aço emitirá uma nota musical. Então, o que faz a diferença não é o martelo, mas do que você é feito. Tenha uma alimentação saudável, hidrate-se, monitore seus níveis de nutrientes e será um boneco feito de aço.[3]

Recomendações para melhorar sua nutrição

1) Reconheça que a nutrição desempenha um papel importante no bem-estar físico e emocional e dê passos

O papel da nutrição

para garantir a busca de uma dieta melhor. A jornada não tem a ver com perfeição, mas com evolução. Se você sentir que não consegue mudar sua dieta totalmente, comece com o que você se sente confortável, afinal, é melhor comer um pouco de frutas e legumes do que não comer nada. De vez em quando, ainda saio para comer fora e caio em tentações culinárias, mas logo depois não me esqueço de voltar ao padrão alimentar saudável habitual.

2) Mantenha um diário alimentar por alguns dias. Anote todos os alimentos que está consumindo e qual o impacto deles, se houver, em seu humor. Também tome nota de como o seu corpo se sente horas após o consumo do alimento. Você constatou que sente fome com frequência ou que fica com desejo de comer doces após uma refeição específica? Verificou que fica com sono após consumir determinada refeição? Comece a se conscientizar de como a sua dieta influencia o seu cotidiano.

3) Aprenda mais sobre nutrição. Os seguintes filmes e documentários podem ser úteis: *Food matters*; *Hungry for change*; *Fat, sick and nearly dead* e *Superjuice me*. Além disso, talvez você queira dar uma olhada no *site* Natural Juice Junkie e obter informações adicionais sobre sucos. Outra fonte é o Gerson Institute, organização sem fins lucrativos sediada em San Diego, Califórnia, especializada em tratamentos contínuos e não tóxicos para doenças degenerativas crônicas.

4) Consulte um bom nutricionista holístico que consiga acompanhar sua rotina de perto para melhorar a sua nutrição.

Conclusão

Mudar é necessário. Chegou a hora de assumir a responsabilidade por nosso próprio despertar. Já não podemos continuar vivendo nossa vida e ignorando as consequências de nossas ações. É necessário questionar quem somos; é necessário reconhecer o poder de cada um de nós para fazer a diferença.

Creio, atualmente, que é impossível negar que somos mais do que pensamos. O volume significativo de evidências inexplicáveis, baseadas em observações, nos leva a considerar uma realidade mais profunda. Isso nos convida a avaliar a existência de uma mente transcendente.

Espero que este livro tenha ajudado a abrir o seu coração e a insuflar nele a esperança de que as coisas podem mudar, de que a sua força e o seu poder são imensos e de que a sua existência realmente faz a diferença.

Até a próxima.

Notas

A mente transcendente

1. SCHUMAN, H; THETFORD, W. *A course in miracles*. Mill Valley: Foundation for Inner Peace, 2007. p. 79.
2. ALBERY, I. P.; CHANDLER, C.; FIELD, A.; JONES, D. *et al. Complete psychology*. 2. ed. London: Hodder Education Publishers, 2008.
3. BUSKIST, W.; CARLSON, N. R.; MARTIN, G. N. *Psychology*. 4. ed. Harlow: Allyn & Bacon Publishers, 2010.
4. ATKINSON, R. L.; ATKINSON, R. C.; BEM, D. J.; NOLEN-HOEKSEMA, S. *et al. Hilgard's introduction to Psychology*. Mishawaka: Harcourt Brace Publishers, 2000.
5. MASLOW, A. H. *Religion, values and peak experiences*. London: Penguin Publishers, 1994.
6. Citação de Max Planck. *Goodreads*, 2014. Disponível em: <http://www.goodreads.com/author/quotes/107032.Max_Planck>. Acesso em: 14 abr. 2014.

Capítulo 1

1. Citação de Albert Einstein. Einstein Quotes. *In*: Albert Einstein on Science, God, and Religion. *Learn Religions*, s/d. Disponível

em: <https://www.learnreligions.com/albert-einstein-quotations-249858>. Acesso em: 1º abr. 2014.

2. Citação de Henry David Thoreau. *In*: *Surya's tapestry – Ancient Rishis' pathways to Hinduism*, s/d. Disponível em: <http://www.hinduwisdom.info/quotes1_20.htm>. Acesso em: 20 mar. 2014.

3. PRABHUPADA, B. S. His Divine Grace A. C. *Bhagavad Gita as it is*. Alachua: The Bhaktivedanta Book Trust, 1983.

4. PRABHUPADA, B. S. His Divine Grace A. C. *Bhagavad Gita as it is*. Alachua: The Bhaktivedanta Book Trust, 1983.

5. Essa história é contada no capítulo 3 do Mundaka Upanishad.

6. Essa informação foi citada com permissão da Associação Internacional de Estudos de Quase Morte (Iands). Disponível em: <http://www.iands.org/about-ndes/key-nde-facts21.html>. Acesso em: 6 ago. 2013.

7. Essa informação foi citada com a permissão da Associação Internacional de Estudos de Quase Morte (Iands). Disponível em: <http://www.iands.org/about-ndes/characteristics.html>. Acesso em: 6 ago. 2013.

8. Esse excerto/informação foi retirado de uma entrevista presencial, conduzida com a dra. Penny Sartori em 16 de agosto de 2013.

9. Esse excerto/informação foi retirado de uma entrevista presencial, conduzida com Kelly Walsh em 25 de setembro de 2014.

10. Para argumentos contrários sobre experiências de quase morte, consulte o seguinte livro: IRWIN, H. J.; WATT, C. A. *Introduction to Parapsychology*. 5. ed. Jefferson: McFarland & Company Inc. Publishers, 2014.

11. Esse excerto/informação foi retirado de uma entrevista presencial, conduzida com dom Oscar Miro-Quesada em 6 de junho de 2014.

Notas

12. ELFFERICH, I.; LOMMEL, P.; MEYERS, V.; WEES, R. Near-death experience in survivors of cardiac arrest: a prospective study in the Netherlands. *The Lancet*, London/New York, v. 358, n. 9.298, p. 2.039-2.045, dez. 2001.

13. Esse excerto/informação foi retirado de uma entrevista, conduzida por Lilou Mace, em sua *Juicy Living Tour*, com o dr. Pim van Lommel. Mais informações em: <https://www.liloumacetv.com/Dr-Pim-Van-Lommel-s-scientific-studies-on-near-death-experiences-and-consciousness_a2328.html>. Acesso em: 29 ago. 2013.

14. Esse estudo de caso foi citado com a permissão da Associação Internacional de Estudos de Quase Morte, cujo *site* é <www.iands.org>. A história completa está disponível em: <http://iands.org/experiences/nde-accounts/550-met-by-mother.html>.

15. COOPER, S.; RING, K. Near-death and out-of-body experiences in the blind: a study of apparent eyeless vision. *Journal of Near-Death Studies*, Durham, v. 16, n. 2, p. 101-147, dez. 1997.

16. Esse excerto/informação foi extraído de uma entrevista presencial, conduzida com "J." em 25 de abril de 2014.

17. Esse excerto/informação foi extraído de uma entrevista presencial, conduzida com Jeremy McDonald em 4 de junho de 2014.

18. Esse excerto/informação foi extraído de uma entrevista presencial, conduzida com Mercedes Leal em 7 de agosto de 2013. Consulte informações adicionais sobre Mercedes no *site*: <www.mercedesleal.com>.

19. Esse excerto/informação foi extraído de uma entrevista conduzida por Lilou Mace, em sua *Juicy Living Tour*, com o dr. Pim van Lommel. Consulte mais informações em: <https://www.liloumacetv.com/Dr-Pim-Van-Lommel-s-scientific-studies-

O Poder da Mente | Sunita Pattani

on-near-death-experiences-and-consciousness_a2328.html>.
Acesso em: 29 ago. 2013.

20. Essa informação foi retirada de um artigo escrito por Phillys
M. H. Atwater, publicado no *site* da Associação Internacional
de Estudos de Quase Morte. Disponível em: <https://iands.
org/ndes/about-ndes/common-aftereffects.html>. Acesso
em: 16 abr. 2014.

Capítulo 2

1. Esse excerto/informação foi extraído de uma entrevista em
vídeo, conduzida pelo Instituto de Ciências Noéticas (Ions)
com Edgar Mitchell, o fundador do Ions. Mais informações
disponíveis em: <http://library.noetic.org/library/video-
interviews/edgar-mitchell>. Acesso em: 23 maio 2014.

2. Esse excerto/informação foi extraído de uma entrevista
presencial, conduzida com Cristina Klefasz Ferreira em 25 de
maio de 2014.

3. Esse excerto/informação foi extraído de uma entrevista
presencial, conduzida com Cristina Klefasz Ferreira em 25
de maio de 2014

4. BACKSTER, C. *Primary perception:* biocommunication with
plants, living foods and human cells. Heslington/York/Anza:
White Rose Millenium Press, 2003. Disponível em: <www.
primaryperception.com>.

5. PROWSE, F.; BACKSTER, C. Exploring a sentient world. *Shift:
At The Frontiers of Consciousness*, n. 11. p. 20-23, jun./ago.
2006. Acesso em: maio 2014.

6. BACKSTER, C. *Op cit.*, p. 29.

7. *Ibid.*, p. 30

8. *Ibid.*, p. 31.

9. *Ibid.*, p. 32.

10. *Ibid.*, p. 33.

11. *Ibid.*, p. 42.

12. Citado com a permissão de *Physics Essays Publication*, de Physics Essays. GRINBERG-ZYLBERBAUM, J.; DELAFLOR, M.; ATTIE, L.; GOSWAMI, A. Einstein Podolsky Rosen paradox in the human brain: the transferred potential. *Physics Essays*, Ottawa, v. 7, n. 4, p. 422-428, 1994.

13. LEIBOVICI, L. Effects of remote, retroactive, intercessory prayer on outcomes in patients with bloodstream infection: randomized controlled trial. *BMJ*, London, v. 323, n. 7.372, p. 22-29, dez. 2001.

14. Replicado com a permissão de Mary-Ann Liebert Inc. New Rochelle, New York. RADIN, D.; TAFT, R.; YOUNT, G. Effects of healing intention on cultured cells and truly random events. *The Journal of Alternative and Complimentary Medicine*, New Rochelle, v. 10, n. 1, p. 103-112, 2004.

15. RADIN, D.; STONE, J.; LEVINE, E.; ESKANDARNEJAD, S. *et al.* Compassionate intention as a therapeutic intervention by partners of cancer research patients: effects of distant intention on the patients' autonomic nervous system. *Explore*: *The Journal of Science & Healing*, New York, v. 4, n. 4, p. 235-243, 2008.

16. Citação de Albert Einstein. Albert Einstein Quotes. *Think Exist.Com*, s/d. Disponível em: <http://thinkexist.com/quotation/the_most_beautiful_thing_we_can_experience_is_the/12647.html>. Acesso em: 4 jul. 2014.

O Poder da Mente | Sunita Pattani

17. BACKSTER, C. *Op cit.*, p. 59.

18. Esse excerto/informação foi extraído de uma entrevista presencial, conduzida com o dr. Dean Radin em 13 de janeiro de 2014.

19. SCHLITZ, M.; WISEMAN, R. Experimenter effects and the remote detection of staring. *The Journal of Parapsychology*, Washington, v. 61, n. 3, p. 197-207, 1997.

20. Esse excerto/informação foi extraído de uma entrevista presencial, conduzida com o dr. Amit Goswami em maio de 2014.

Capítulo 5

1. Esse excerto/informação foi extraído de uma entrevista presencial, conduzida com Richard Flook em 1º de agosto de 2014.

2. GREYSON, B.; RING, K. The life changes inventory revised. *Journal of Near Death Studies*, Durham, v. 23, n. 1, p. 41-54, 2004.

3. ATWATER, P. M. H. *The big book of near-death experiences:* the ultimate guide to what happens when we die. Newburyport: Hampton Roads Publishing Company, 2007. p. 36-37.

Capítulo 7

1. Esse excerto foi extraído com a permissão de <www.soulscode.com>.

Notas

Capítulo 8

1. Relato extraído (com a permissão de James Colquhoun) do *site* Food Matters. Disponível em: <http://www.foodmatters.com>. Acesso em: 26 ago. 2014.
2. Relato extraído (com a permissão de Neil Martin) do *site* Natural Juice Junkie. Disponível em: <http://naturaljuicejunkie.com>. Acesso em: 27 ago. 2014.
3. Relato extraído com a permissão da Clínica Riordan. Disponível em: <http://orthomolecular.org/library/articles/ocdepression.shtml>. Acesso em: 25 ago. 2014.

TIPOGRAFIA:
PT Serif [texto]
PT Sans Serif [títulos]

PAPEL:
Pólen Natural 70 g/m² [miolo]
Cartão Supremo 250 g/m² [capa]

IMPRESSÃO:
Rettec Artes Gráficas Ltda. [fevereiro de 2023]
1ª edição: março de 2020 [1 reimpressão]